がんの名医が考案！

がんに打ち勝つ「命の野菜スープ」

医師 髙橋 弘

アスコム

はじめに

日本人の2人に1人ががんになり、3人に1人ががんで亡くなっている！

タイトルにひかれてこの本を手にとった方は、健康が気になり、とくに「がん」を怖いと感じているのではないでしょうか。

脅すわけではありませんが、がんは誰にでも起こりうる病気です。

日本人の死因のトップはがんです。
これはまぎれもない事実です。

1981年以降から、日本ではがんが死因の1位となり、現在は2人に1人は一生のうちに一度はがんになり、3人に1人はがんで亡くなっています。

私たちの体内では毎日約5000個もの「がん細胞の芽」が生まれます。

そして、それらが遺伝子の変化で「がん細胞」になってしまうことがあります。

ひとつのがん細胞が成長し、命を危険にさらす「がん」になるまでの期間は約9年。

〝健康だ〟と思っていても、がんの芽は長い年月をかけて成長し、がんを発症してしまうこともあるのです。


私の専門はがんの免疫療法と肝炎で、アメリカのハーバード大学での研究などを経て、現在は東京の麻布で医院を開業しています。

がんや肝炎の患者さんのためのセカンドオピニオン外来では、多くの方を診療していますが、その中で大切にしていることのひとつが「食事での病気の予防と治療」です。


がんの原因の35％は食生活にあります。

がん細胞の芽をがんへと成長させないためには、日々の食事が重要です。

何をどう食べるかが、健康や人生を左右するといっても過言ではないのです。

そこで健康維持、そしてがんに負けない体をつくるために、私の長年の研究と経験から生まれた野菜スープをぜひ食べていただきたいのです。

中高年のメタボで発がんのリスクは高まる？

ところで、中高年になってからお腹がぽっこりと出てきた方はいませんか？

また、健康診断で「内臓脂肪が多く、血糖値が高めですね」「糖尿病予備軍です」と言われている方はどうでしょう。

ドキッとしたら要注意です！

なぜなら、知らない間にがんのリスクが高まっている可能性があります。


「内臓脂肪や血糖値とがんとは関係ない」

そう思うかもしれません。

しかし、２００６年の厚生労働省の調査によると、２型糖尿病（体質的に糖尿病になりやすい人が肥満や運動不足などで発病する。中高年に多い）の人は男性が１・２７倍、女性が１・２１倍、がんになりやすいことがわかっています。

とくに肝臓がんやすい臓がんになる確率が高いのです。

また、２型糖尿病患者は大腸がんにもなりやすく、ことに女性は健康な人に比べると罹患《りかん》率は2倍以上という研究結果も出ています。

がんと糖尿病との関連については2章で解説しますが、高濃度のインスリンががんの芽をがんへと成長させる要因になるのです。

アメリカの論文では、血中のインスリン濃度が高い人がすい臓がんになりやすいことも発表されています。

「自分は糖尿病ではないから大丈夫！」ではありません。

糖尿病予備軍の人も糖尿病の方と同様に発がんのリスクは高いのです。

2型糖尿病の原因は、肥満、食生活の乱れ、運動不足、ストレスなどです。

中高年になると定期的な運動は大変ですが、食事を変えることは運動よりは簡単です。

「命の野菜スープ」は糖尿病などの生活習慣病にも効果があります。

このスープで、内臓脂肪のついた体やメタボの予防・改善をして、がんへのリスクを減らしていきましょう。

日本人のがんが減らないのは、野菜不足が原因！

みなさんは毎日どのくらい野菜を食べていますか？

例えばビジネスパーソンで、朝はトーストとコーヒー、昼は定食や丼もの、夕飯はお酒を楽しみながらつまみをといった場合、1日に口にする野菜の量はごくわずかです。

しかし、国が目標とする1日に必要な野菜の摂取量は350g以上です。

私はアメリカでの研究時代にアメリカ人の食生活の劇的な変化と、その変化から起きた効果を目の当たりにしました。

1970年代に生活習慣病が蔓延《まんえん》していたアメリカでは国を挙げて、塩分、砂糖、飽和脂肪酸（動物性の脂質で、とりすぎると中性脂肪やコレステロールが増加する）を減らして野菜の摂取量を増やす対策をとりました。

そして、野菜をたくさん食べるようになると、アメリカでは発がん率やがんでの死亡率が減少したのです。


信じられないかもしれませんが、現在、アメリカ人は日本人よりもたくさん野菜を食べています。

対して日本人の野菜の摂取量は、毎年目標値を下回っています。

多くの先進国でがんにかかる人やがんでの死亡率が横ばい、もしくは減少する中で、日本ではがんが減ることはありません。


これには、野菜の摂取量が関係していると考えられます。

がん予防に食生活、とくに野菜をとることはとても重要なのです。

「命の野菜スープ」なら、がんも生活習慣病も予防できる

そこで繰り返しになりますが、私の考えた「命の野菜スープ」をみなさんにぜひ、食べていただきたいのです。

キャベツ、ニンジン、タマネギ、カボチャ。

この身近な4つの野菜を煮込んだ「命の野菜スープ」には、がんや生活習慣病を予防する有効成分「ファイトケミカル」がたっぷり溶け出しています。

さらに、1日に必要な野菜の摂取量はもちろん、1日に必要なビタミンA、C、Eも摂取でき、加えて、1日に必要な食物繊維、カリウムも半量をとることができます。

材料も手順もシンプルで、作り置きもできるのでいつでも口にできます。

朝食を食べる時間がなければ、コーヒー代わりにスープ（汁）だけを飲んでもいい

ですし、夕食のときにまず1杯、スープを食べるだけでいいのです。

生野菜では、野菜の中にある、がんに有効に働く「ファイトケミカル」が持つ「抗酸化力」という力が発揮されにくいのですが、ゆでるとその力はアップします。

生野菜のサラダを食べるよりも、有効成分の入ったスープをとる方が、がんや生活習慣病の予防に効果があるのです。

スープを食べると、自然に痩せて血管も若返る

「命の野菜スープ」は、がんの患者さんのご家族から出された「がんの患者は何を食べたらいいですか?」という疑問をきっかけに生まれました。

そして、患者さんと一緒にスープを食べたご家族からも、体重が減った、血圧が下がった、糖尿病が改善したと、数々のうれしい声が聞こえてくるようになりました。

じつは私もこのスープを10年以上食べ続けていますが、開始前から体重は10キロ減り、血管年齢は実年齢よりも20歳ほど若い48歳を維持しています。

私の医院ではダイエット外来も開設していますが、そこでもこの野菜スープを取り入れたダイエット法を指導しています。

ダイエット外来では食べ方の順序なども指導しますが、このスープをとる方法でこれまでに多くの人が減量に成功しています。

がん予防以外にも、さまざまな健康効果がある「命の野菜スープ」。

一年中どこでも手に入る野菜でできて、これほど効果があるものはほかにはないでしょう。

1日1杯とるだけ、スープだけでもOK!

「命の野菜スープ」は朝晩1杯ずつ、1日2杯食べることをおすすめしています。しかし、もしそれが難しいようなら朝食か夕食のどちらかでもOKです。

患者さんの中には、朝食に1杯食べることで体重が3キロ落ち、3～4カ月で脂肪肝が改善した方もいます。


煮込んだ野菜も一緒に食べるとベストですが、スープを飲むだけでも構いません。

野菜の有効成分は、一定時間煮ることで大量にスープに溶け出し、吸収されやすくなります。


ここまで駆け足で「命の野菜スープ」についてお話ししましたが、興味がわいてきたでしょうか。

この先もずっと健康のことで悩まず、いきいきと暮らしていかれたいなら、ぜひ本書を参考に「命の野菜スープ」を始めてみてください。

このスープが、がん予防と健康維持の強い味方になることは間違いありません。

では、スープの作り方やその効果を具体的にお伝えしていきましょう。

もくじ

はじめに

第1章

免疫力アップ！　血管も若返る！
がんに打ち勝つ「命の野菜スープ」の作り方

第2章

「命の野菜スープ」でがんにならない体を手に入れる！

第3章

「命の野菜スープ」で体が変わった！ がんに負けない体、健康な体を手にした体験談

第4章

がん予防だけじゃない！あらゆる生活習慣病を遠ざける「命の野菜スープ」の底知れぬパワー

第5章

これが決定版！
がんを予防し、健康に過ごすための生活習慣！

第1章

免疫力アップ！血管も若返る！がんに打ち勝つ「命の野菜スープ」の作り方

まず、「命の野菜スープ」の作り方を覚えましょう。
手順は、4種類の野菜をひとくち大に切り、
水から煮込むだけと、とてもカンタン。
食べ方や保存の方法も詳しく紹介しています。
ぜひ、毎日の食事に取り入れてください。

「命の野菜スープ」は4つの野菜を水から煮込むだけ！

材料と準備

野菜と水だけ！

合計400gの野菜と
約1ℓの水だけあればOK！

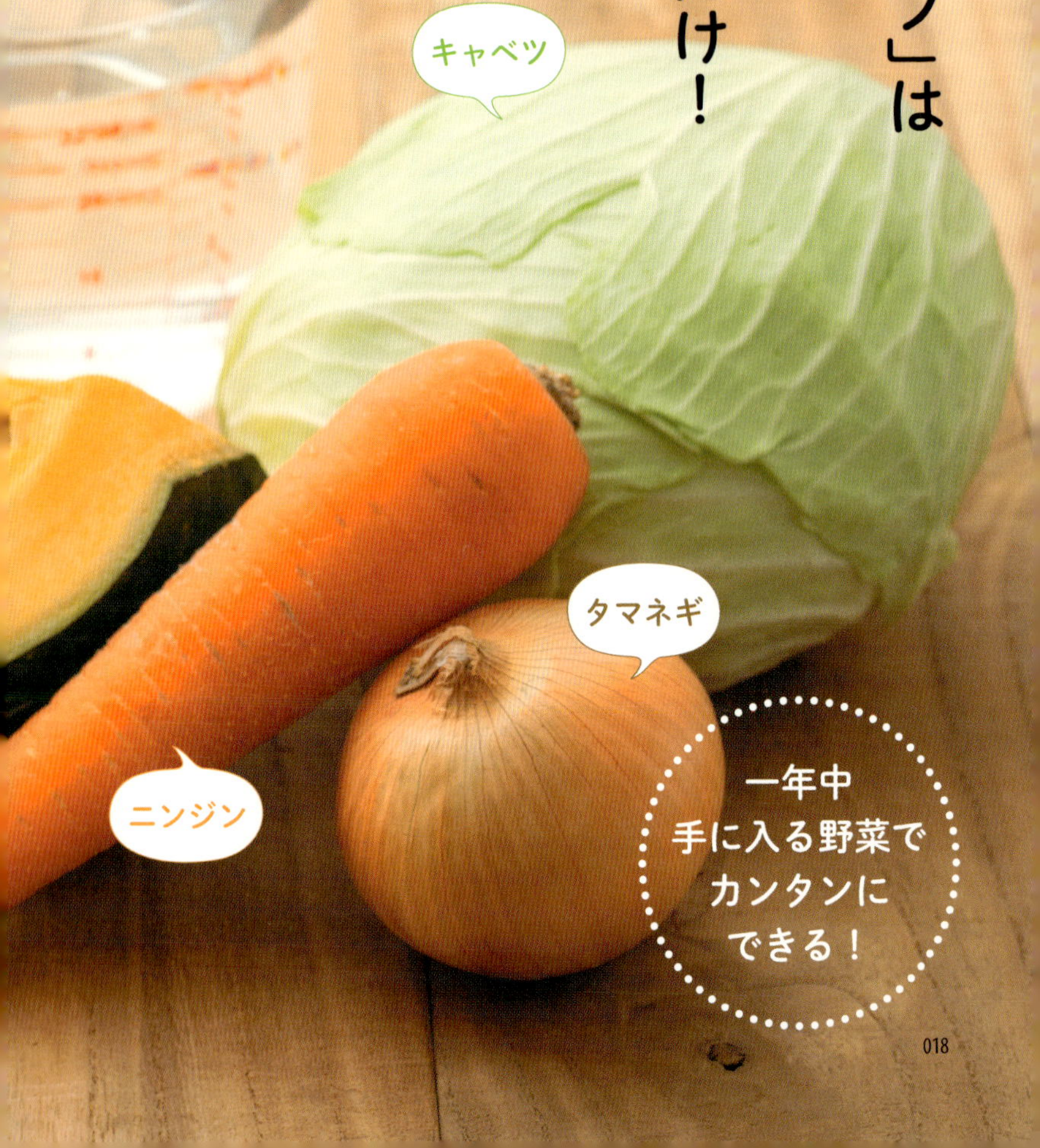

一年中
手に入る野菜で
カンタンに
できる！

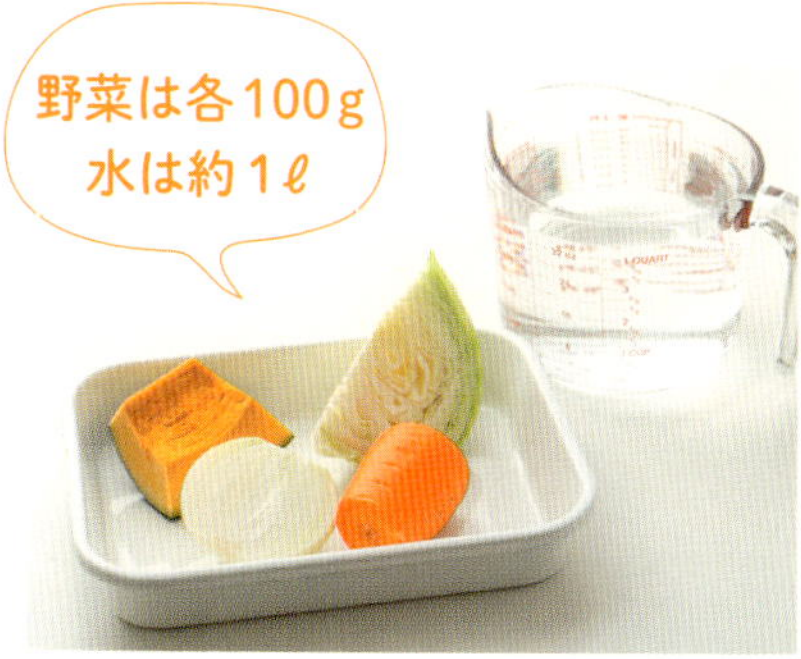
野菜は各100g
水は約1ℓ

野菜はふつうにスーパーなどで売られているもので構いません。ですが、もし、近くに有機野菜を販売するお店があれば、有機野菜を使うことをおすすめします。

野菜はひとくち大サイズにカット！

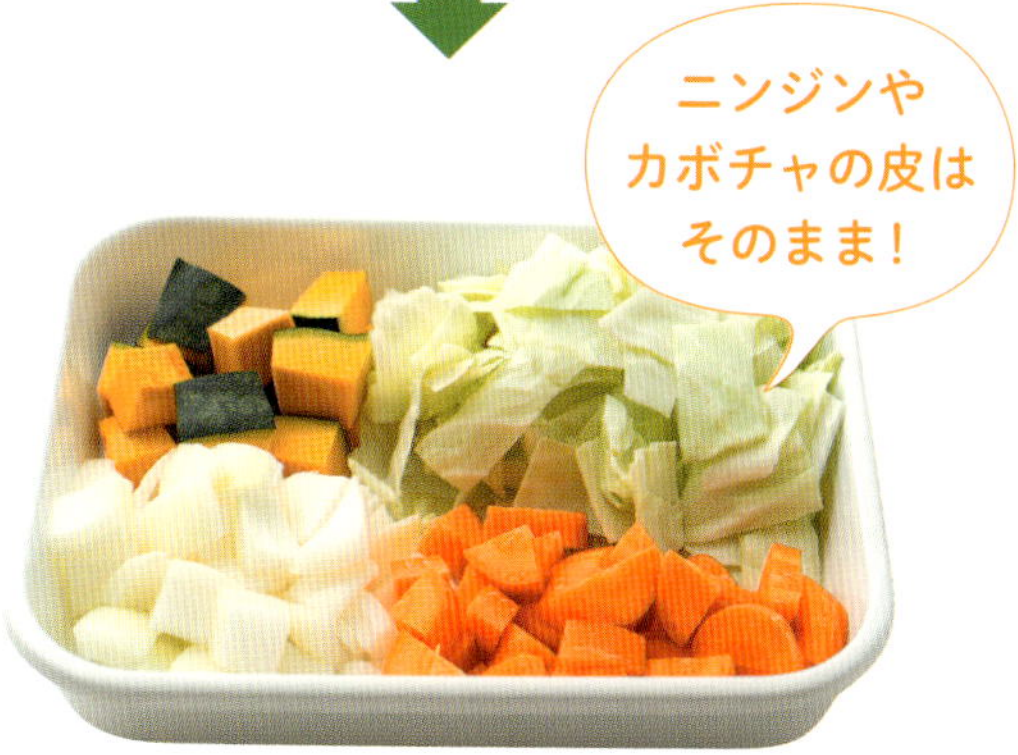
ニンジンや
カボチャの皮は
そのまま！

野菜はよく水洗いして、食べやすいひとくち大に切りましょう。

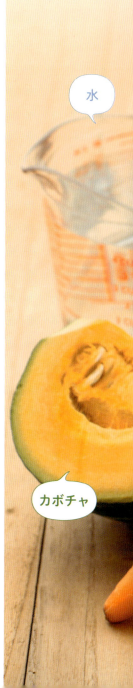

水
カボチャ

作り方

ホーロー鍋を
使うとベスト！

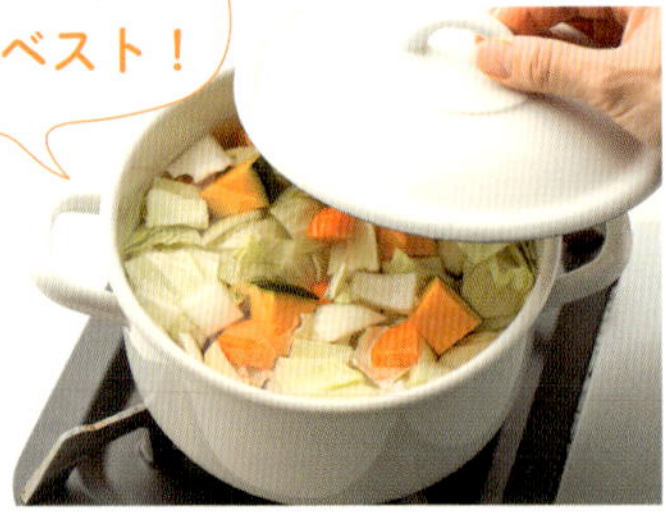

水と野菜を鍋に入れます。熱がゆっくりと伝わり、フタがしっかりできるホーロー鍋が用意できる場合は、ホーロー鍋を使いましょう。

必ずフタをして
煮込んで！

水蒸気と一緒に野菜の有効成分が逃げないよう、きちんとフタをして煮込みましょう。

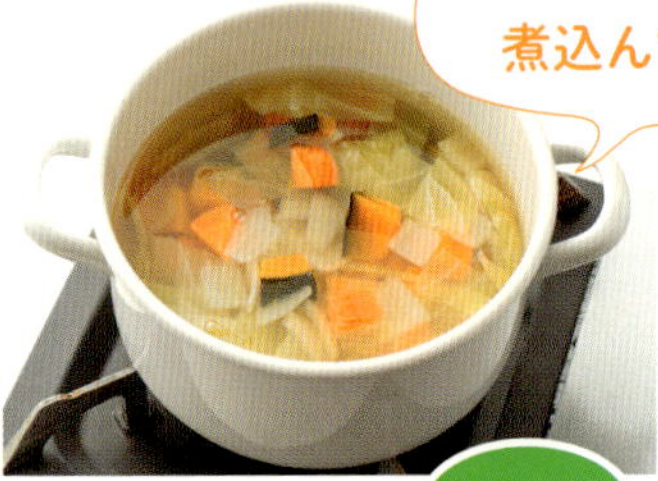

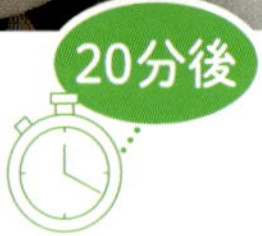

完成！

味はつけずに
完成です！

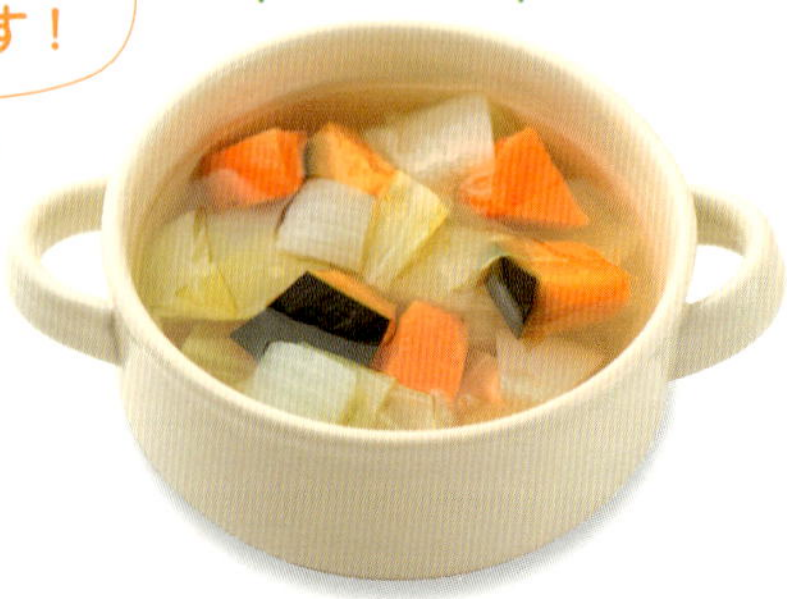

野菜本来の味を感じてもらうため、調味料は使いません。最初慣れないようなら、コショウやハーブ、カレー粉はOKです。

血糖値の上昇を抑え、内臓の働きも活発に！

食べ方

作り置きして
レンジでチンして
食べてもOK！

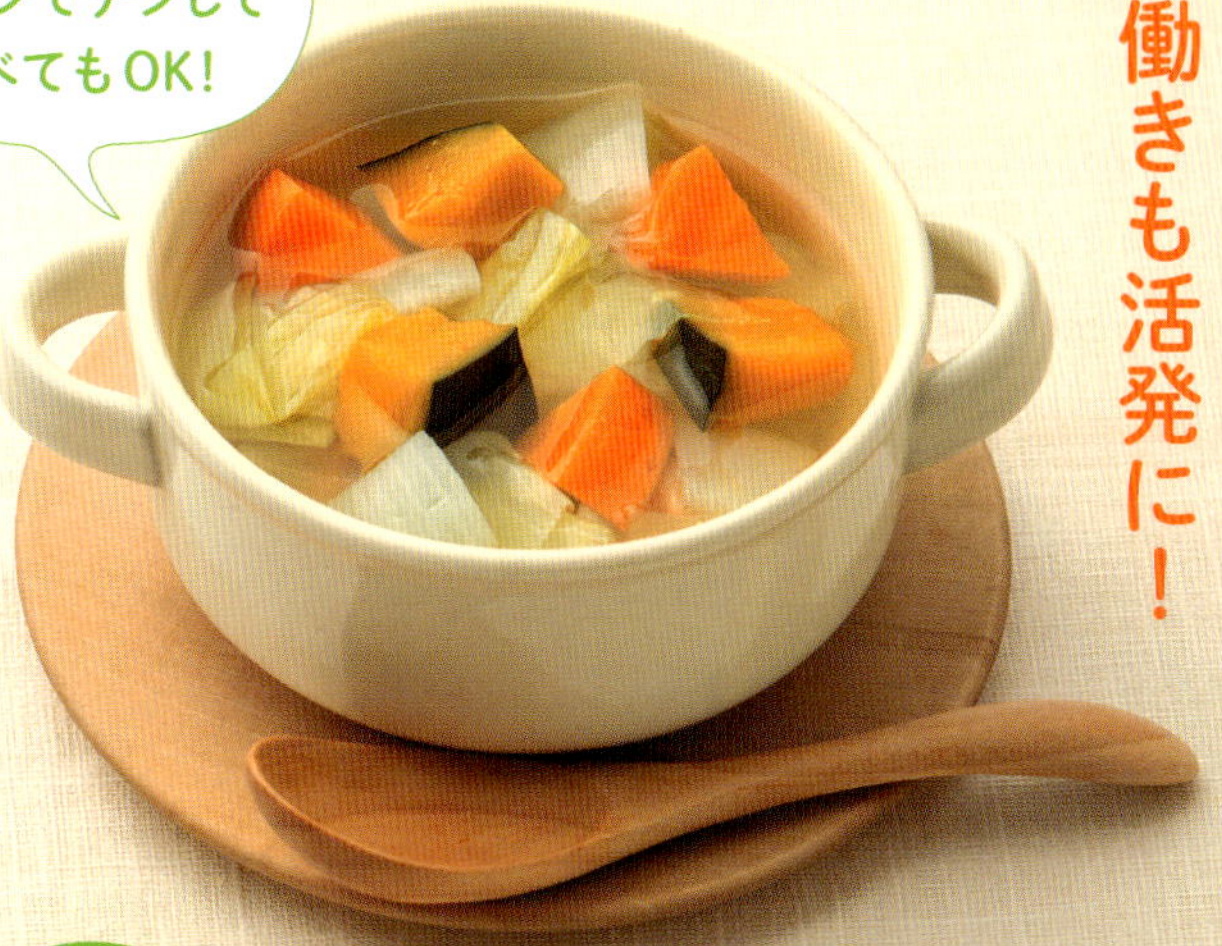

血糖値の上昇を抑え、健康を保つ！

▶ ### 食事の最初に、1日2回がベスト

ほかの料理やごはんなどの主食を食べる前にスープを飲んだり、食べたりしてください。最初に口にすることで血糖値が上がらず、食欲も抑えられます。

内臓の働きが活発に！

◀ ### 固形物より栄養をとりやすい！

スープを最初に飲むことで小腸、肝臓が活発に！　生野菜の100倍有効成分がとれます！

食欲のないときには？

▶ ### スープだけでもＯＫ！

食欲がなかったり、時間がなくて具が食べられないときには、スープを飲みましょう。ファイトケミカルはスープにたくさん溶け出しています。

発がん物質を無毒化！4つの野菜が持つ驚異的な力！

キャベツ

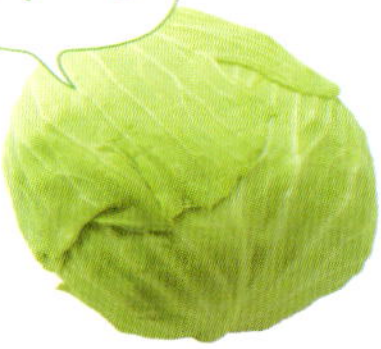

［含まれているファイトケミカル］
イソチオシアネート

［その他］
食物繊維、ビタミンC

驚きの力

1. 肝臓の解毒酵素を増やし、有害物質や発がん物質を無毒化する。
2. 大腸がん細胞や前立腺がん細胞を自滅死させる。
3. 腸内細菌を整え、便通を促進させて有害物質や発がん物質をデトックスしてくれる。
4. ウイルスやがん細胞を攻撃して増殖を抑えるインターフェロンの産生を促し、免疫力を強くする。

ニンジン

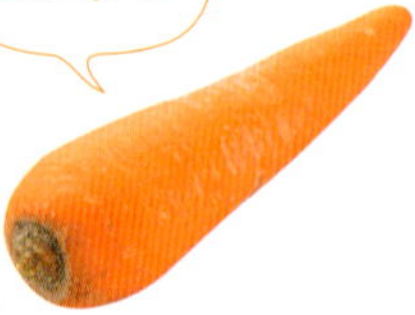

［含まれているファイトケミカル］
α-カロテン、β-カロテン

驚きの力

1. 遺伝子を傷つける活性酸素を消去し、発がんを予防する。
2. NK細胞やT細胞を活性化させ、がんへの攻撃力を高める。
3. 悪玉コレステロールの酸化を抑え、動脈硬化を防ぐ。

これだけの効果がスープに詰まっています！

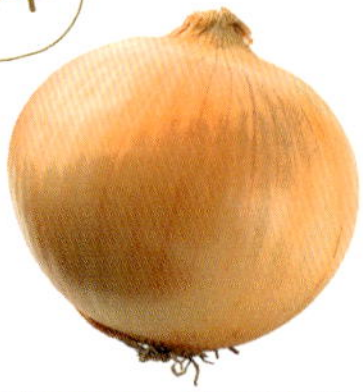

タマネギ

[含まれているファイトケミカル]
イソアリイン、ケルセチン

驚きの力

1. 遺伝子を傷つける活性酸素を消去し、発がんを予防する。
2. 血液をサラサラにして、動脈硬化や心筋梗塞、脳梗塞を予防する。
3. アレルギー反応や炎症を抑える。

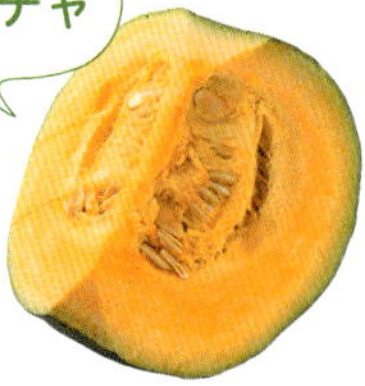

カボチャ

[含まれているファイトケミカル]
β-カロテン

[その他]
食物繊維、ビタミンC、ビタミンE

驚きの力

1. 遺伝子を傷つける活性酸素を消去し、発がんを予防する。
2. NK細胞やT細胞を活性化させ、がんへの攻撃力を高める。
3. 悪玉コレステロールの酸化を抑え、動脈硬化を防ぐ。
4. ウイルスやがん細胞を攻撃して増殖を抑えるインターフェロンの産生を促し、免疫力を強くする。
5. 腸内で便の量を増やし、便通を促進させて有害物質や発がん物質をデトックスしてくれる。

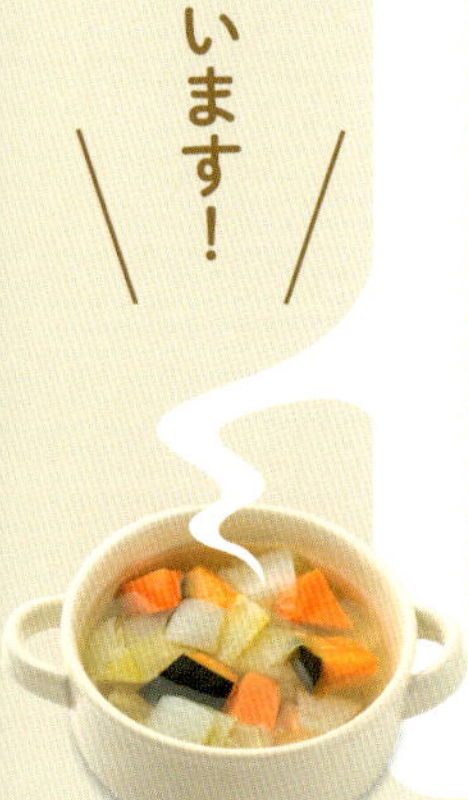

作り置きもOK！
年配の方も病気を治療中の方も！
このスープが体を修復してくれる！

1

作り方がカンタンで味つけいらずだから失敗することがない！

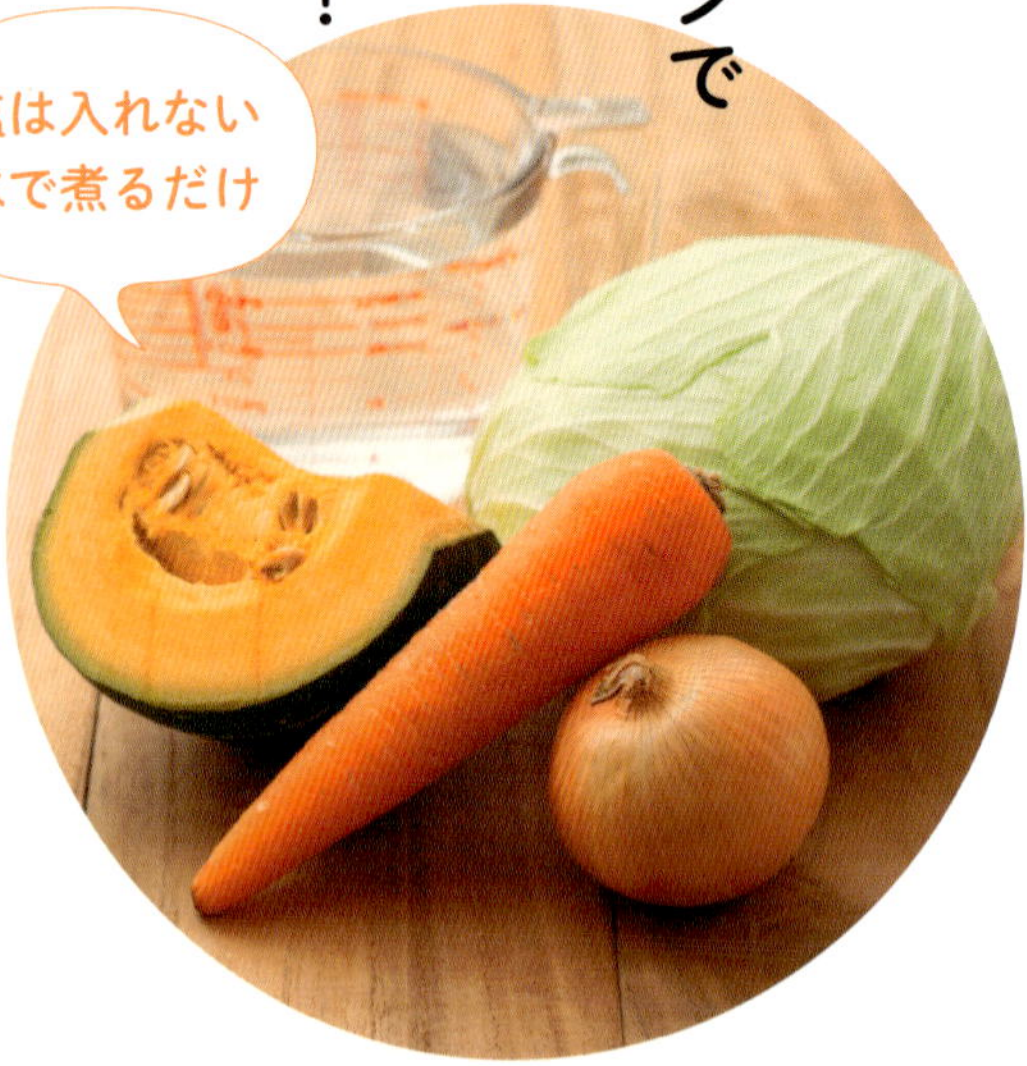

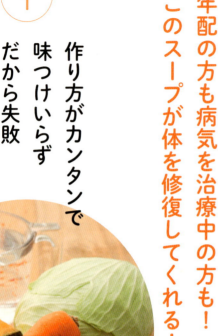

作り方はとてもシンプル。ひとくち大に切った野菜を水で20分ほど煮込むだけで、味つけもありません。そのため、失敗もなく、野菜そのものの味を楽しむことができます。

2

作り置きOK!!
冷凍にすると
効果もアップ!

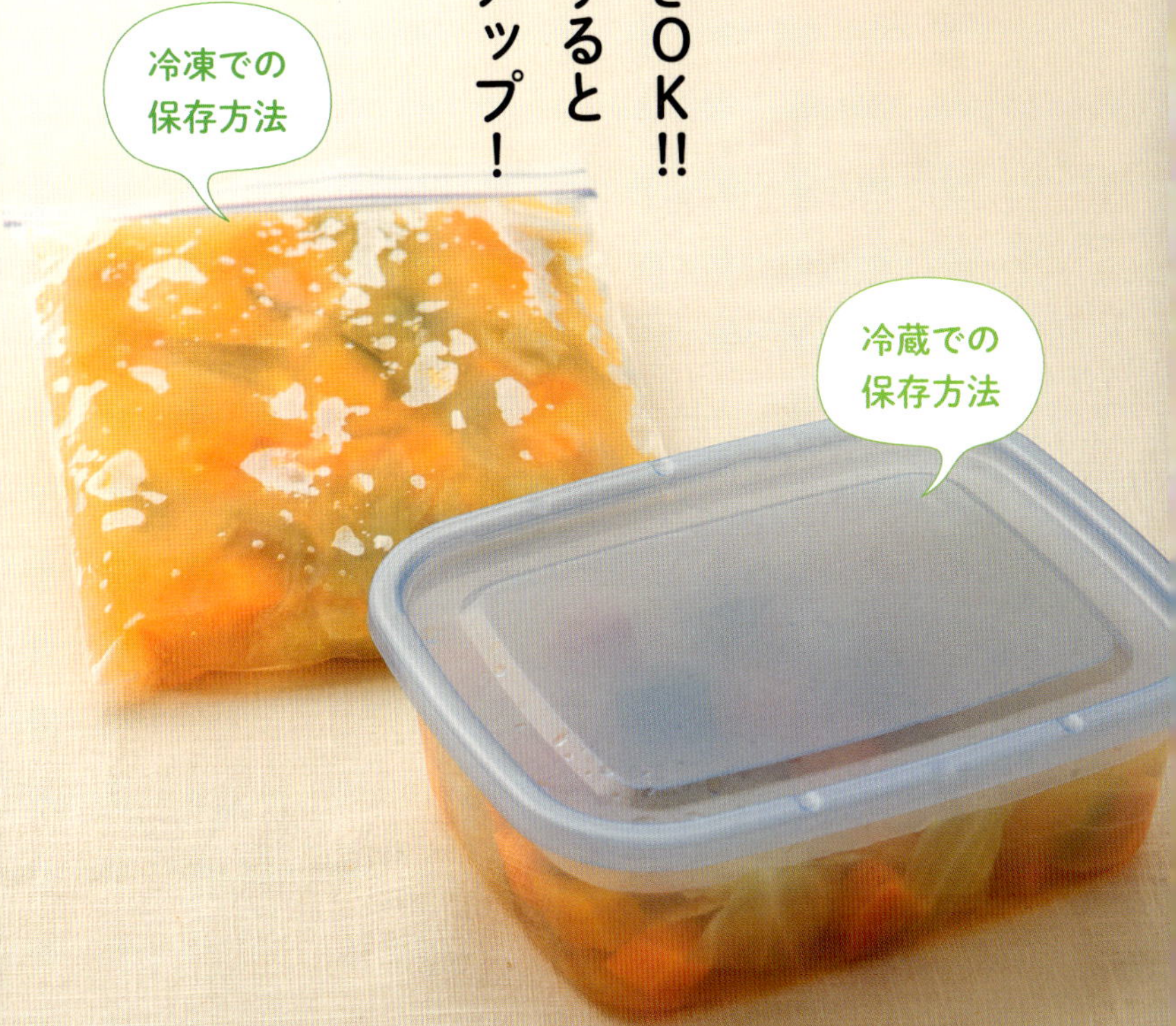

「命の野菜スープ」は、毎食作らなくても、一度に数食分を作って保存することができます。冷蔵保存もできますが、おすすめは冷凍保存。冷凍で保存すると野菜の細胞壁が壊れ、解凍したときに有効成分がより効果的にスープに溶け出します。

※1食分ずつ、小分けにして冷凍すると便利です。2〜3カ月は冷凍保存できます。

3

「命の野菜スープ」を ミキサーで ポタージュにすれば、 体調の悪い人でも 食べやすい！

ポタージュにするとこんなにいい！

野菜の栄養素、
ファイトケミカルが
とりやすい！

高齢者の方も、
療養中の方もおすすめ！

お子さんの離乳食にも！

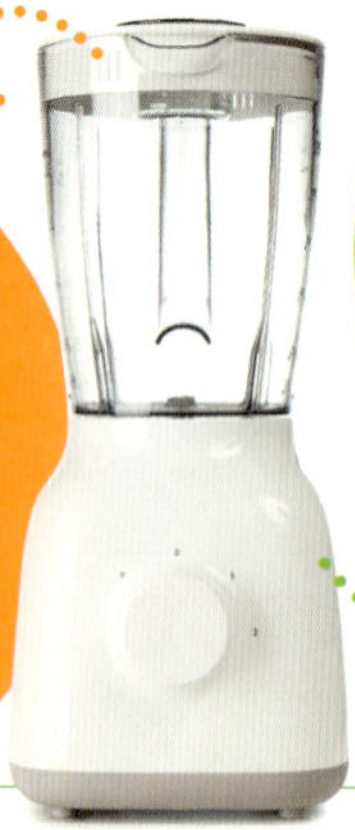

体調が悪く、
咀嚼が辛くても、
固形物が
とりにくい人でも
飲める！

作り方 ▶ 「命の野菜スープ」が完成したら、粗熱を取りミキサーに。なめらかになるまで撹拌したのち、お鍋で温めなおして食べてください。

4

がんを防ぐ4つのパワーが詰まっている!!

「命の野菜スープ」が持つ

がんと闘う4つの力

1 活性酸素を消去する(抗酸化力)

2 発がん物質を解毒する(デトックス作用)

3 免疫細胞を活性化し、免疫力をアップさせる

4 がん細胞を自滅させ、増殖を抑える

もっとわかりやすく
次のページで解説

「命の野菜スープ」で「抗酸化力」「解毒力」「免疫力」「がん抑制力」をアップ！

1 抗酸化力

遺伝子を傷つけ、がんの原因となる活性酸素を消去する力。活性酸素の中でもとくに毒性が強く、遺伝子変異を起こす「ヒドロキシルラジカル」を消去する。

この作用を持つ食物

赤ワイン、タマネギ、ニンジン、コーヒー、カボチャ、トマトなど。

2 解毒力

発がん物質を無毒化することで発がんを防ぐ力。肝臓の解毒酵素の遺伝子を活性化させることで、発がん物質を無毒化する。

この作用を持つ食物

セロリ、ウコン、ブロッコリー、キャベツ、ダイコン、ワサビ、ニンニクなど。

3 免疫力

がんを攻撃する免疫細胞を増強して発がんを抑える力。白血球、リンパ球（NK細胞・T細胞・B細胞）、マクロファージ、樹状細胞などの免疫細胞を活性化して免疫の力をアップさせる。

この作用を持つ食物

ショウガ、ニンニク、ニンジン、キノコ類、海草類、バナナなど。

4 がん抑制力

がん細胞の増殖を抑えたり、がん細胞自体を自滅（アポトーシス）させたりすることで、がんを抑制する力。

この作用を持つ食物

がん細胞の増殖を抑えるのは大豆、タマネギ、緑茶、紅茶、トマトなど。がんの自滅を誘導するのはハクサイ、キャベツ、ワサビ、ニンニクなど。

このように「命の野菜スープ」には、
がんを予防する力があるのです！

これら4つの作用は、
おもに植物が作り出す
〝ファイトケミカル〟によって
生み出されています！

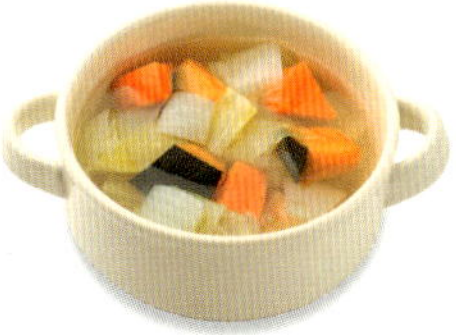

ファイトケミカルとは？

ファイトケミカルは、植物が紫外線によって発生する活性酸素や害虫などの危害から身を守るために作り出す天然の機能性成分。ファイトケミカルの9割は野菜や果物といった植物性の食品に含まれ、1万種類以上あるといわれています。

ファイトケミカルは私たちが知っている五大栄養素とは違います。これまでご紹介したように免疫力をアップしたり、デトックス作用を持っていたりと、五大栄養素が持っていない働きを補う機能を持つものです。

よく知られる身近なファイトケミカルの例

- ポリフェノール（赤ワイン）
- リコペン（トマト）
- セサミン（ゴマ）
- イソフラボン（大豆）
- β-カロテン（ニンジン）　などがあります。

➡ファイトケミカルの詳細は2章で！

デザイナーフーズを参考に、がんに効果的で日本人に合う野菜がバランスよく入ったスープ

デザイナーフーズとは？

アメリカの国立がん研究所（NCI）が「がんを食事により予防できるのではないか」との仮説を立て、膨大な量の疫学調査データを収集。そこから、がんの予防に有効な食品成分約40種類を選び出したもの。
ニンニク、キャベツ、ニンジン、セロリ、タマネギなど、いつも身近にある野菜、そしてオレンジなどの柑橘類やベリー類などの果物ががん予防に効果が高いことがわかりました。

デザイナーフーズには
ファイトケミカルが含まれている

そのデザイナーフーズの
40種類のうち3つは
「命の野菜スープ」の材料
なのです!!

デザイナーフーズにも選ばれている３つの野菜に、遺伝子を傷つける活性酸素を消去し、NK細胞やT細胞を活性化させ、がんへの攻撃を高める作用のある**カボチャ**をプラスしています！

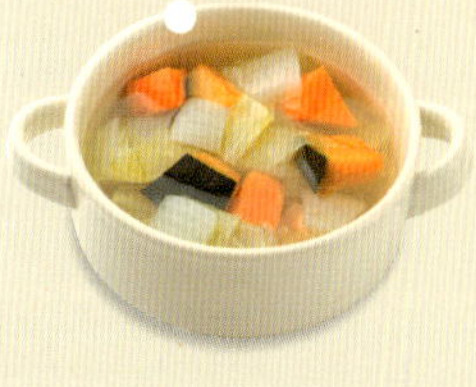

デザイナーフーズ・リスト

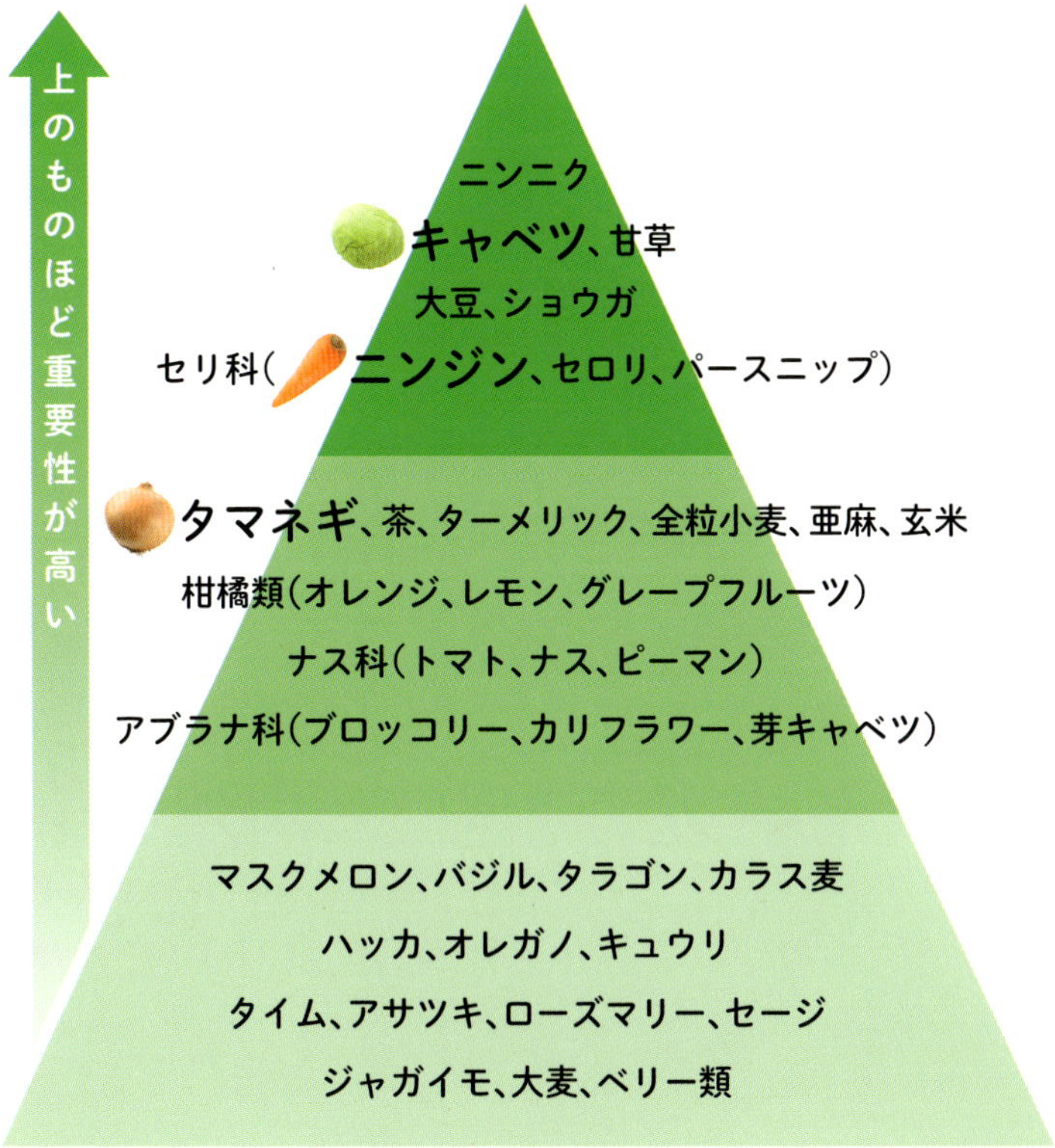
上のものほど重要性が高い
ニンニク
キャベツ、甘草
大豆、ショウガ
セリ科（ニンジン、セロリ、パースニップ）
タマネギ、茶、ターメリック、全粒小麦、亜麻、玄米
柑橘類（オレンジ、レモン、グレープフルーツ）
ナス科（トマト、ナス、ピーマン）
アブラナ科（ブロッコリー、カリフラワー、芽キャベツ）
マスクメロン、バジル、タラゴン、カラス麦
ハッカ、オレガノ、キュウリ
タイム、アサツキ、ローズマリー、セージ
ジャガイモ、大麦、ベリー類

デザイナーフーズ・リストに挙げられた食品には、がん予防以外にも、免疫力をアップする作用や、生活習慣病を防ぐ作用があります。

同一カテゴリー内での優先順位はありません。一番上に、ニンニクがありますが、ニンニクが最も有効ということではないため、注意してください。

デザイナーフーズでアメリカの
がん罹患率・死亡率は減少！

1973～1989年 平均**1.2%**ずつ増加

↓

1990～1995年の死亡率は平均**0.5%**ずつ減少

5年間で2.6% 減ったのです！

デザイナーフーズの
野菜を使った
「命の野菜スープ」を
さあ始めましょう！

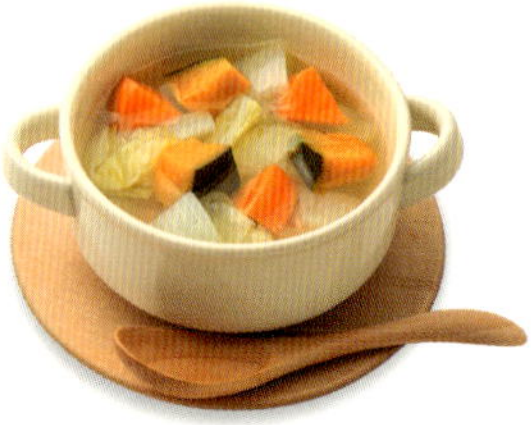

第2章

「命の野菜スープ」でがんにならない体を手に入れる！

がん発症の35％は日々の食習慣が原因！

「がんと食事の関係」は40年前のアメリカですでに指摘されていた！

少し話がそれますが、みなさんは１９６０年代のアメリカと聞いて、どんな様子を想像しますか？

私は60年代後半にアメリカで暮らしていましたが、その頃のアメリカは輝いていました。

広々とした家に大きな電化製品や車があり、ハンバーガーを売るファストフード店が競い合う時代でもありました。

当時アメリカは、軍事力・経済力ともに世界一の国でしたが、反面、国民の健康は目も当てられないような状況でした。

死因の1位は心臓病、2位はがん。

生活習慣病で命を落とす人があふれていたのです。

それに危機を感じた政府は、ジョージ・S・マクガバン上院議員を委員長に、アメリカ人の食生活と病気の関連性を徹底的に調べました。

そして、1977年に5000ページにも及ぶ「マクガバンレポート」でこう指摘したのです。


心臓病、がん、脳卒中などの病気は間違った食生活が原因で、薬だけでは治らない。

食生活の改善でがんの20％、心臓病の25％、糖尿病の50％は減らせる。


当時アメリカの食生活は、ハンバーガーとコーラに代表されるような動物性のタンパク質や脂肪、砂糖の摂取が多く、乱れたものでした。

そして、精製度の低い穀物や根菜類などの食物繊維が多く含まれる野菜の摂取は微々たるものだったのです。

このレポートの発表後すぐにがんは減りませんでしたが、このような結果を受けたことで、アメリカ人の間に健康的な食生活を送る意識が芽生えることになりました。

そして、アメリカの医学会も治療から予防重視へと大きく方向を転換したのです。

「がんと食生活の関係」を知らずにいつまで食事をとるのか？

さて、みなさんは健康のことを考えて毎日の食事をとっていますか？


中高年の方に糖尿病や高血圧、脂質異常症などの生活習慣病やがんが多く発症する現状から見ると、食への意識は低いように思われます。

「考えている」といっても、例えば「間食をしない」「朝、野菜ジュースを飲む」「ラーメンのスープを全部は飲まない」といったもので、何をどのように食べるとよいかまでは考えていないでしょう。

アメリカの「マクガバンレポート」の結論からもわかるように、がんを発症しないためには、何よりも食生活がカギとなります。

発がんの原因の35%が毎日の食生活によるもので、原因として必ず挙げられる「たばこ」はそれよりも低い30%、肝炎ウイルスなどの感染症は10%です。

ほかには、飲酒、紫外線や自然放射線などの地理的な要因、環境汚染や食品に含まれる添加物などが原因として挙げられていますが、これらは食事に比べると、わずかなものなのです。

この数字からも、どれだけ食生活が重要か、おわかりいただけると思います。

みなさん、ご自身の食生活がふと頭をよぎったのではないでしょうか。

みなさんは毎日、どのようなものを食べていますか?

自分の食べているものが、体にとっていいものなのか、そうでないのか、気になってきたはずです。

発がんの原因

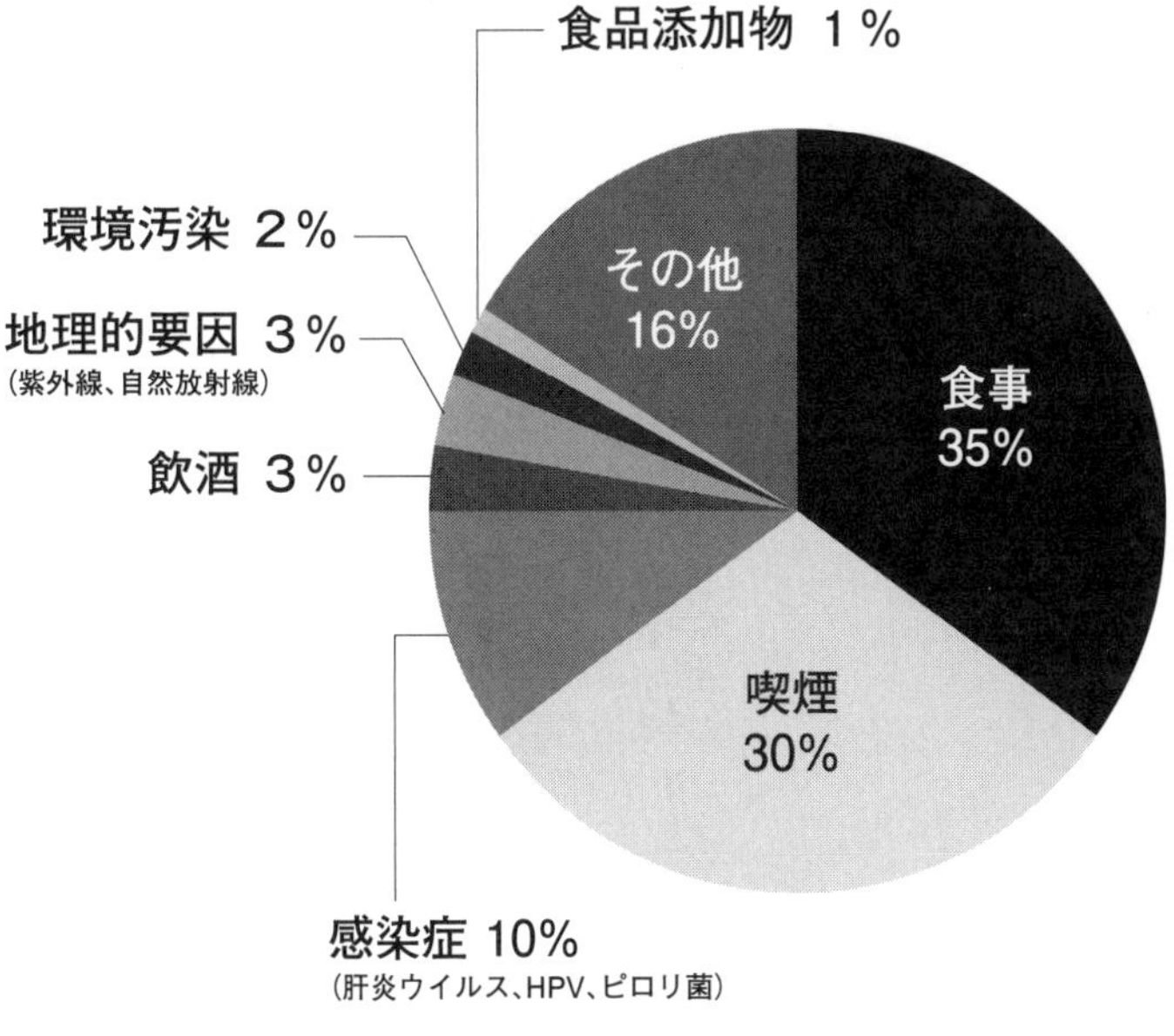
食品添加物 1％
環境汚染 2％
地理的要因 3％
（紫外線、自然放射線）
飲酒 3％
その他
16%
食事
35%
喫煙
30%
感染症 10%
（肝炎ウイルス、HPV、ピロリ菌）

がん予防のカギは、1日350gの野菜！

がん予防に効く食べ物は、身近な野菜や果物だった

では一体、何を食べるとがん予防につながるのでしょうか。

その研究は、1990年にアメリカで国家プロジェクトとして始まり、「デザイナーフーズ・リスト」としてすでに結果が発表されています。

アメリカの国立がん研究所（NCI）が「がんを食事で予防できるのではないか」との仮説を立てて、膨大な量の疫学調査データを収集。

そこから、がん予防に効く食品成分約40種類を選び出しました。

〝がん予防になる〟というと、特別な食べ物を想像されるかもしれません。

しかし、デザイナーフーズ・リストを見るとおわかりになるように、そのようなこ

デザイナーフーズ・リスト

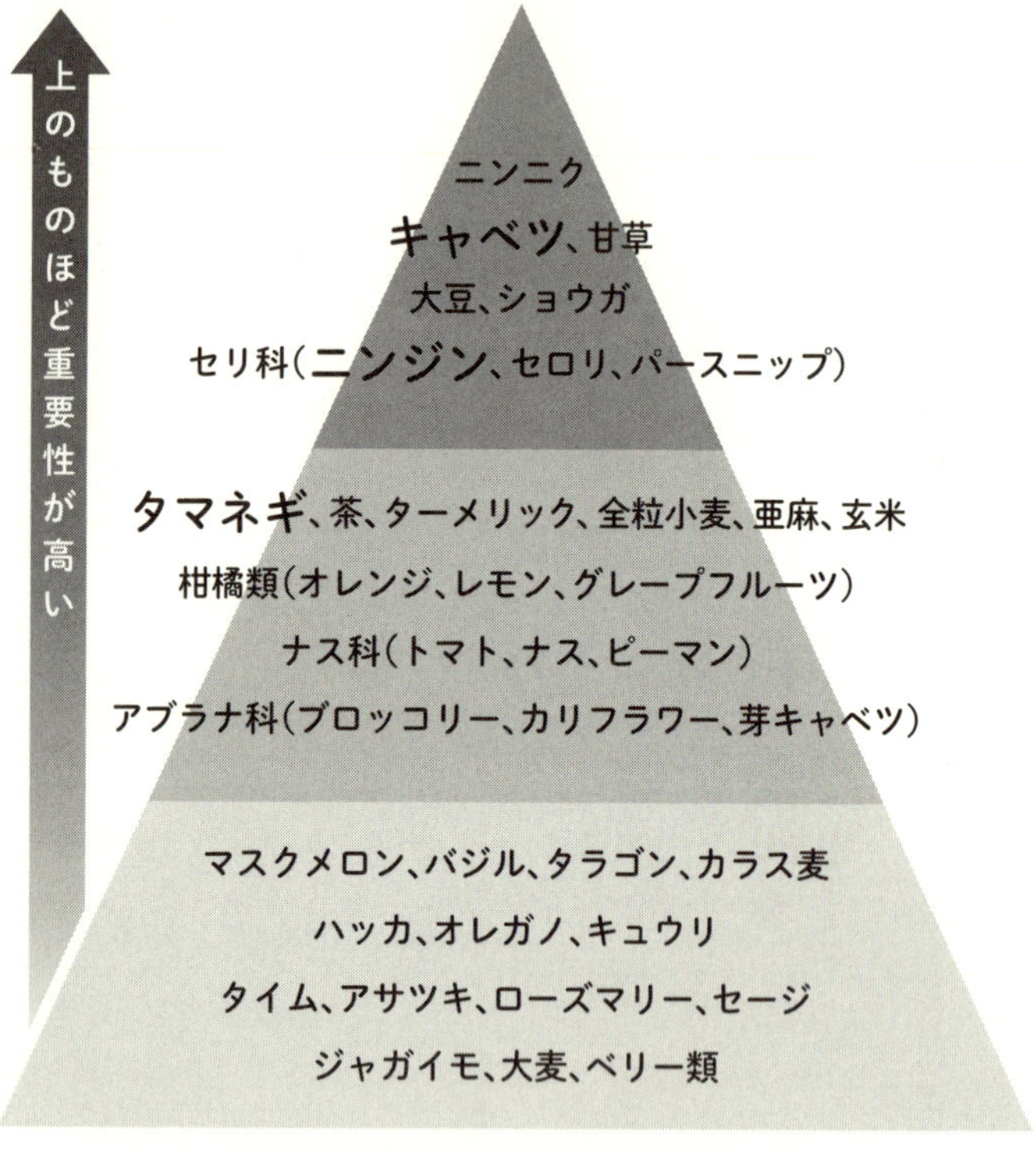

デザイナーフーズ・リストに挙げられた食品には、がん予防以外にも、免疫力をアップする作用や、生活習慣病を防ぐ作用があります。
同一カテゴリー内での優先順位はありません。一番上に、ニンニクがありますが、ニンニクが最も有効ということではないため、注意してください。

とは決してありません。

ニンニク、キャベツ、ニンジン、セロリ、タマネギなど、いつも身近にある野菜、そしてオレンジなどの柑橘《かんきつ》類やベリー類などの果物ががん予防に効果が高かったのです。

また、緑黄色野菜の方が健康効果があるように思われがちですが、淡色野菜にも強いがん予防効果があることがわかりました。

さらに、**デザイナーフーズには、がん予防だけでなく、免疫力を高め、生活習慣病を防ぐ作用があることも明らかになったのです。**

デザイナーフーズが発表され、アメリカ人の食事が少しずつ変化していくと、国民の状況に変化が見えるようになりました。

ひとつは、１９９４年時点で、アメリカの国民１人あたりの野菜の消費量が日本を上回るようになったのです。

私たちは、アメリカ人はハンバーガーやステーキのような肉ばかりを食べるというイメージを持っています。しかし、じつは日本人よりも野菜を多く食べるようになったのです。

そして、がんの罹患率、死亡率が減少しました。

1973〜1989年は、毎年平均で1・2％ずつ増加していましたが、1990〜1995年の死亡率は、毎年平均で0・5％ずつ減少したのです。

つまり、5年で2・6％も減ることになったのです。

このように、デザイナーフーズが発表され、わずか10年ほどの間に野菜や果物をとるようになると、アメリカ人は多くの恩恵を受けることになりました。

「野菜や果物にそんな力があるの？」と思われる方もいらっしゃるかもしれません。

しかし、このようなアメリカでの結果を見ると、野菜や果物が持つ計り知れない力を感じていただけると思います。

続いて、日本の状況を見てみましょう。

厚生労働省の平成28年度の「国民健康・栄養調査」によると、1日あたりの日本人の平均的な野菜の摂取量は約276・5gでした。

国が定める野菜摂取量の目標値は1日あたり350gですので、足りていないことは明らかです。

アメリカでのがんの罹患率や死亡率の減少に野菜摂取量の増加が関わっていたことを考えると、日本人ももっと野菜をとる必要があります。

がんを予防し、健康を維持するためのカギは「野菜」です。

まずは、1日の野菜の目標摂取量の350gを達成するために食生活を見直しましょう。

野菜の持つ「ファイトケミカル」が、がんを予防する

野菜や果物には がん に効くファイトケミカルが含まれている

では、なぜ野菜や果物ががん予防に効くのでしょう。

その理由はファイトケミカルです。

野菜や果物には、がんに効くファイトケミカルという成分が含まれているのです。

ファイトケミカルとは、紫外線によって発生する活性酸素や、害虫などの危害から植物自身が身を守るために作り出す成分です。

ファイトケミカルの９割は野菜や果物などの植物性食品に含まれています。

野菜や果物のカラフルな色や香り、そして苦みや辛みなどの味もファイトケミカルによるものです。

ファイトケミカルは、植物が作る天然の「機能性成分」で、私たち人間を含む動物には作り出すことはできません。

野菜や果物の有効成分に関しては、近年さらに研究が進み、ファイトケミカルには10の機能があることがわかりました。

［ファイトケミカルの機能］

①活性酸素を消去する抗酸化作用
②老廃物や有害物質を解毒するデトックス作用
③免疫力を強くする作用
④アレルギーや炎症を抑える作用
⑤発がんを抑制する作用
⑥血液をサラサラにする作用
⑦動脈硬化を予防する作用
⑧ダイエット効果

⑨アンチエイジング作用
⑩ストレス緩和作用

覚えておいていただきたいのですが、ファイトケミカルは栄養素ではありません。みなさんがご存じの「糖質、脂質、タンパク質、ビタミン、ミネラル」の五大栄養素は、エネルギー源や体の素材となる成分です。

対して、ファイトケミカルは五大栄養素にはない働きを担う機能を持つものです。ファイトケミカルは、栄養学の中でこれまで軽視されがちでしたが、先に挙げた10の機能のような非常に重要な力があるのです。

ファイトケミカルは、４つの力でがんを予防する

ではここで、ファイトケミカルの「発がんを抑制する力」について見ていきましょう。

ファイトケミカルのがん抑制作用は、次の4つの力によるものです。

①抗酸化力（遺伝子を傷つける活性酸素を消去して、発がんを予防する）
②デトックス作用（発がん物質を無毒化して予防する）
③免疫力アップ作用（がんを攻撃する免疫細胞を増強する）
④がんを直接攻撃する作用（がんの増殖抑制＋がん細胞の自滅死を誘導する）

ひとつ目の「抗酸化力」は、遺伝子を傷つけて発がんの原因となる「活性酸素」を消去する力です。

私たちは呼吸により酸素を体内に取り入れますが、そのうちの約1％が強い酸化力を持つ活性酸素になります。

活性酸素は体をさびつかせ、さまざまな病気や老化の原因になります。

活性酸素の中でも、とくに毒性が強く、遺伝子変異を起こして発がんの原因になるものが「ヒドロキシルラジカル」ですが、残念なことに私たち人間には、これを無毒化できる力がありません。

しかし、ファイトケミカルの中のα-カロテン、β-カロテン、ケルセチン、ミリセチン、ケンペロール、アピインなどはこれを消去できるのです。

ふたつ目のデトックス作用は、肝臓の解毒酵素の遺伝子を活性化させ、発がん物質を無毒化することでがんを予防します。

ヒドロキシルラジカルを消去するファイトケミカルが入った食品

ニンジン、**カボチャ**、**タマネギ**、
赤ワイン、イチゴ、クランベリー、ブドウの種、茶、
セロリ、パセリ、ブロッコリー

デトックス作用があるファイトケミカルが入った食品

キャベツ、セロリ、ウコン、カレー粉、ブロッコリー、
ダイコン、ワサビ、ニンニク、アスパラガス

デトックス作用を持つファイトケミカルは、イソチオシアネート、セダノライド、クルクミン、スルフォラファン、アリシン、グルタチオンなどで、野菜に多く含まれています。

3つ目の免疫力をアップする作用は、がんを攻撃する免疫細胞である、白血球やリンパ球（NK細胞、T細胞、B細胞）、マクロファージなどを活性化して、発がんを抑える免疫力を高めます。

免疫力を高めるファイトケミカ

免疫細胞の攻撃力を高める作用がある
ファイトケミカルが入った食品

ニンジン、ショウガ、ニンニク、キノコ類、海藻類、バナナ

がんを直接攻撃する作用がある
ファイトケミカルが入った食品

タマネギ、**キャベツ**、大豆、紅茶、緑茶、スイカ、
トマト、ひじき、ハクサイ、ワサビ、ニンニク

ルは、β－カロテン、ジンゲロール、アリシン、β－グルカン、フコイダンなどです。

そして、4つ目のがんを直接攻撃する力は、がん細胞の増殖を抑えたり、がん細胞自体の自滅死（アポトーシス）を起こさせる力を持っています。

この力を持つファイトケミカルは、ケルセチン、イソチオシアネート、イソフラボン、リコペン、アリシンなどです。

このように、それぞれのファイトケミカルには発がんを予防する力があり、その多くが身近な野菜に含まれているのです。

「命の野菜スープ」で
43％も白血球が増加する！

「命の野菜スープ」の素材にはファイトケミカルが含まれている

1990年代にデザイナーフーズが発表された頃、ハーバード大学に籍を置き、がん免疫療法の研究をしていた私は、野菜に含まれるファイトケミカルに注目し「免疫栄養学」という新しい研究分野を打ち立てました。

そしてその後、長年、免疫栄養学の観点からどのような食材をどのように調理してとると、がんの予防・改善につながるのかを考えました。

そして、がん患者さんの食生活を考える上で生まれたのが「命の野菜スープ」です。

スープに使う4つの食材、キャベツ、ニンジン、タマネギ、カボチャには、さまざまなファイトケミカルが含まれています。

【キャベツ】

◎イソチオシアネート

発がん物質を解毒して、発がんを予防。

大腸がんや前立腺がんなどで、がん細胞の自滅死（アポトーシス）を誘導。

【ニンジン】

◎α-カロテン

抗酸化作用で発がんを予防。

とくにα-カロテンの摂取量が多いと、肺がんのリスクが低下するという報告もある。

◎β-カロテン

活性酸素を消去して、発がんを予防。

免疫細胞を活性化させる。

［タマネギ］

◎イソアリイン

抗酸化作用で、発がんを予防。

◎ケルセチン

抗酸化作用で、発がんを予防。

がん細胞の増殖を抑える。

［カボチャ］

◎β‐カロテン

ニンジン同様に、β‐カロテンの抗酸化作用で、発がんを予防。

免疫細胞を活性化させる。

このように「命の野菜スープ」に使う4つの野菜には、がんを予防するファイトケミカルが入っています。

そして、これらはいつでも手に入る身近な野菜でもあります。

また、「命の野菜スープ」には、免疫力を高めるビタミンA・C・E（エース）という強力な抗酸化物質も1日分含まれています。

さらに腸の働きをよくし、解毒作用のある食物繊維も、1日に必要な量の半分が入っているのです。

今すぐできる「命の野菜スープ」でがんの恐怖を拭い去る

4つの野菜を水で煮出した簡単な野菜スープですが、このスープにはがんを予防するために必要なものが詰まっていることはおわかりいただけたでしょうか。

多くの人ががんにかかる今、私たちは常に「がんになるかもしれない」という恐怖にさらされているといっても過言ではありません。

しかし、現在、がんを予防するための薬はどこを探してもありません。

がんの予防には生活習慣、とくに毎日の食事の見直しが必要です。

健康は一時の努力では得られません。

健康を維持するためには、有効ながんの予防法を毎日続けることが大切なのです。

「命の野菜スープ」は作り方も簡単で、いつでもどこでも手に入る野菜でできます。

今日から早速、野菜スープを食卓に取り入れ、ご自身やご家族の健康を維持していってください。

がん患者さんの免疫力を43％アップさせた実力

同じ人間でも、がんになる人とならない人がいます。

では、その差は何だと思いますか？

それは「免疫力」です。

免疫力によって、がんを発症するかしないかは決まるのです。

私たち人間の体には、免疫のネットワークシステムが張られていて、マクロファージやNK細胞というパトロール部隊が、常に体内にがん細胞などがいないかを見て回り、異物を見つけるとそれを攻撃して排除しています。

そして、これらのパトロール部隊だけでは手に負えないものが出てくると、キラーT細胞という免疫細胞やリンパ球から放出されるサイトカインという特殊なタンパク質が働いてがん細胞と闘うのです。

また、免疫機能を担当する白血球の数が減り、活動が低下することでも免疫力は落ち、がんの勢いが強くなってしまいます。

つまり強い免疫力を持つことが、がん細胞と闘うためには重要なのです。

私はがん患者さんにご協力いただき、「命の野菜スープ」に含まれるファイトケミカルをとることで、血液中の白血球の数がどう変化するのかを調べました。

がん治療で使う抗がん剤などの副作用で白血球が減少した6名の患者さんに、スープを1日に3回、200㎖ずつ飲んでいただきました。

そして2週間後に白血球の数を調べ、スープを飲む前と後でその数を比較したのです。

すると、予想以上の結果が出ました。

なんと、すべての人の白血球が増加し、平均で43%も増えていたのです。

このことからも、「命の野菜スープ」をとることで免疫力がアップすることが明らかになったのです。

「命の野菜スープ」をとった後の白血球の変化

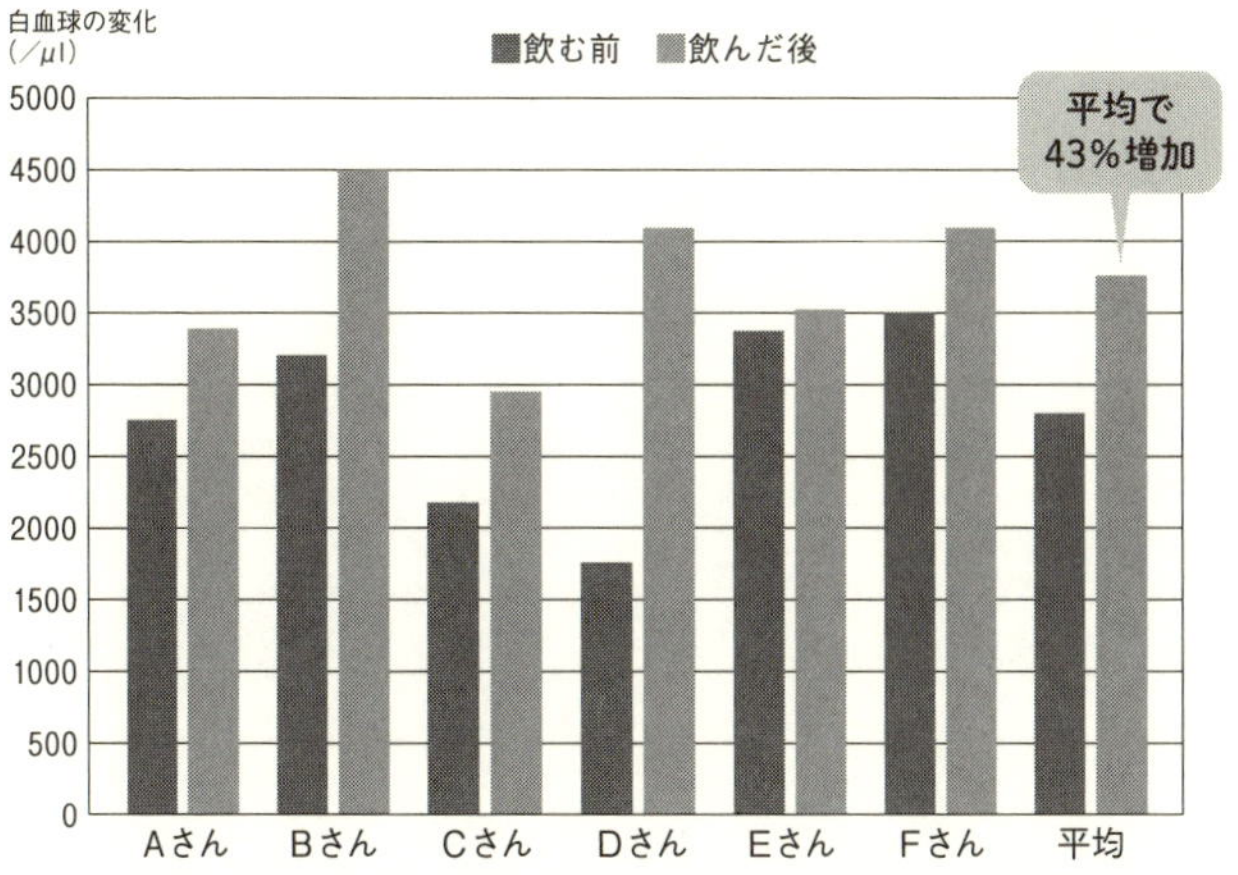

食事の最初に
スープを飲むことで、
血糖値の上昇を抑え、
内臓脂肪を撃退！

煮込んだスープであることがとても重要なポイント

スープではなくて、ファイトケミカルが含まれる野菜を毎日、生のサラダで食べた方が簡単だろうと思われる方もいらっしゃると思います。

確かにその方が手間がかかりません。

しかし、生の野菜ではファイトケミカルは効果的にとれません。

植物の細胞は硬いセルロースでできた細胞壁で囲まれていて、その中にファイトケミカルが入っています。

この細胞壁は包丁で切っても壊れませんし、人の消化酵素でも壊すことはできません。

野菜はゆでると抗酸化力がアップする

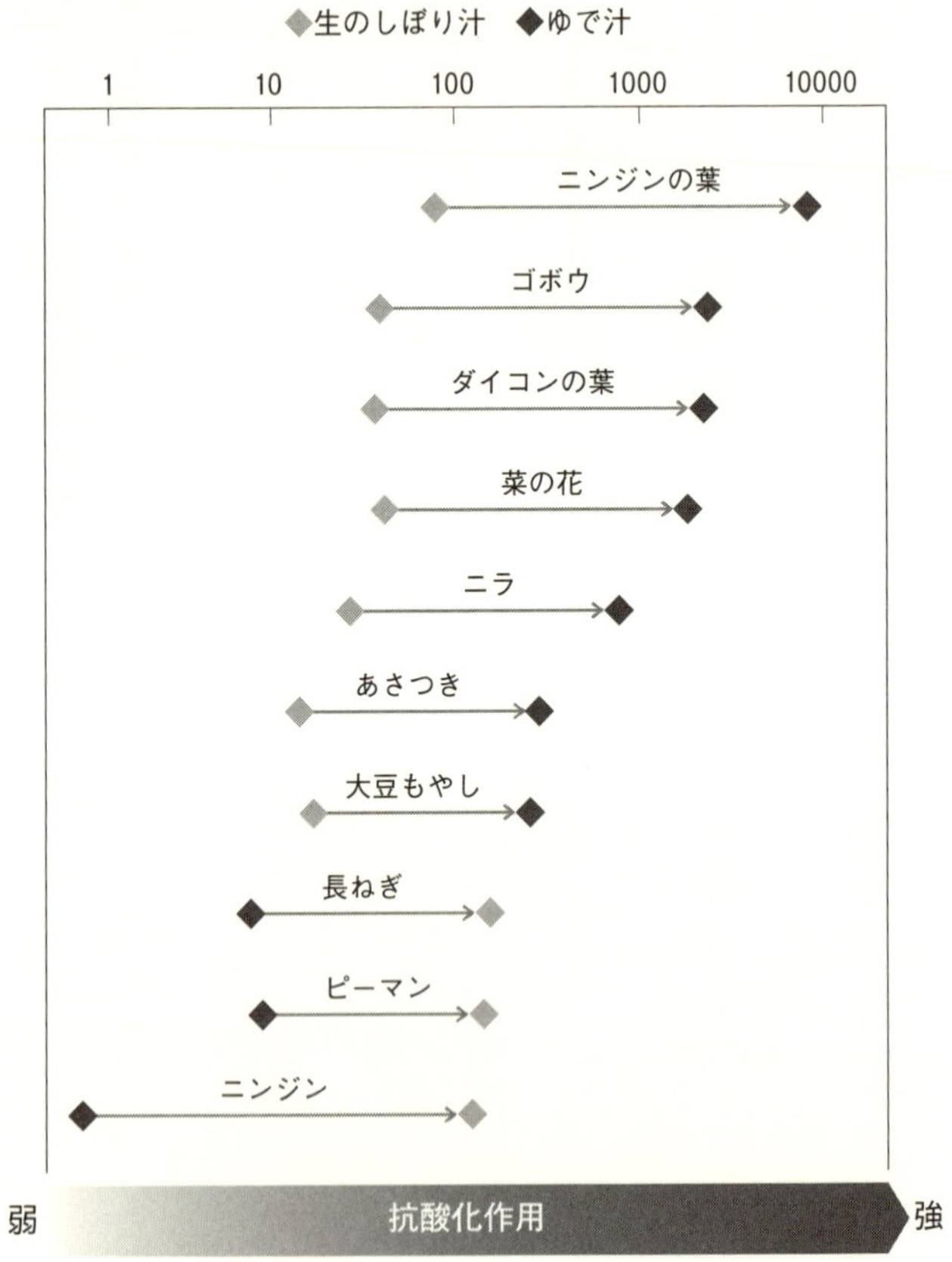

（熊本大学医学部微生物学教室　前田浩教授らの資料より）

そのため、生でいくら野菜を食べてもファイトケミカルは効果的に吸収できないのです。

しかし、細胞壁を簡単に壊す方法があります。

それは、加熱です。

スープを作るために一定以上の時間、加熱すると、野菜の細胞壁は壊れ、細胞から8～9割のファイトケミカルが溶け出し吸収されやすくなります。

ファイトケミカルは熱に強いので、熱を加えても壊れず、効果は変わりません。

つまり、同じ野菜であっても食べ方を間違えると、有効成分はうまく働かないのです。

「命の野菜スープ」は、野菜が持つファイトケミカルを充分にとることができるよう、調理方法についても検討を重ねたものなのです。

スープファーストで痩せて、がんのリスクも減る

ここまでで、「命の野菜スープ」の効果については、ご理解いただけたかと思います。

さて、この「命の野菜スープ」を始められるにあたって、注意していただきたいことがひとつあります。

それは、必ず食事の最初にスープを食べたり飲んだりすることです。

なぜ、「最初」がいいのでしょうか。

ひとつは、温かいスープを最初に飲むことで、「食事誘発性熱産生（ＤＩＴ）」が上がり、体がポカポカとして消費エネルギーがアップし、代謝が上がることで痩せやすくなることにあります。

もうひとつは、スープを最初にとることで血糖値が上がりにくくなり、インスリン（肥満ホルモン）の分泌が抑えられます。

すると結果的に、内臓脂肪のたまらない、血糖値が安定した、よい状態の体が維持できるようになります。


近頃のダイエットでは、摂取エネルギーではなく、食後の血糖値の変動が注目されていますが、白米やパン、麺類などの糖質が多い食品を先に食べると、食後の血糖値が急激に上がり、インスリンが多く分泌され、太りやすくなってしまいます。

インスリン（肥満ホルモン）の分泌を抑えるためには、糖質をとらなければいいのですが、毎日の食事でごはんやパンなどを、この先一切食べないことは難しいですし、おすすめしません。


そこで、食べる順番がカギになります。

私はダイエット外来の診察でも、スープを最初に飲むことを推奨しています。

そして、次のような方法で食べてほしいと伝えています。


「命の野菜スープ」をよくかむようにして飲むことで、胃腸などの内臓が温まります。

すると、「食事誘発性熱産生」が上がり、代謝もアップします。

次に食物繊維が豊富な野菜やキノコ類、海藻類などを食べ、そのあとに良質なタンパク質を含む魚や肉、大豆食品と続けます。

そして最後が、ごはんや麺類などの糖質です。


私の経験上、スープから始めてこの順で食べていくと、最後のごはんのときには、かなりお腹がいっぱいになっています。

そのため、いつもよりも少ない量のごはんしか食べられないはずです。

すると、**必然的に、糖質の量が減ります。**

スープから始めるだけで、血糖値の急激な上昇を抑えられ、無理なダイエットなどをしなくても自然と痩せることになり、その結果、血糖値の安定にもつながります。

血糖値の高い糖尿病患者や糖尿病予備軍にがんの危険性が高いことは、さまざまな研究から明らかになっています。

また、インスリンががんの芽を育てることも知られています。

スープを最初にとる「スープファースト」で血糖値をうまくコントロールできれば、よい体の状態が維持でき、発がんの予防にもなるのです。

このほかにも、野菜スープの健康効果はまだまだたくさんありますが、それについては、またあとの章で詳しくお話ししていきましょう。

抗がん作用の高い野菜を生活に取り入れよう

野菜スープ以外で
がんの予防などに効く食品とは？

ここまで「命の野菜スープ」がなぜがんにいいのかをお話ししてきましたが、今回のスープだけではなく、発がんを抑制する食品については数多くのエビデンスが報告されています。

ここで具体的に、ご紹介しましょう。

食道がん・胃がん・肺がん……ブロッコリー・ハクサイ・キャベツ
大腸がん……………ニンニク
肝臓がん……………コーヒー・緑黄色野菜
乳がん………………大豆食品
前立腺がん…………大豆食品・トマト

ブロッコリー、ハクサイ、キャベツにはイソチオシアネートが、ニンニクにはシステインスルホキシド類、コーヒーにはクロロゲン酸、緑黄色野菜にはα-カロテン、β-カロテン、大豆食品にはイソフラボン、トマトにはリコペンが含まれています。

これらはみな、ファイトケミカルです。

例えばコーヒーには、強力な抗酸化力を持つポリフェノールが多く含まれていますが、その中でも先にも挙げた「クロロゲン酸」という成分が代表的なものです。コーヒーのポリフェノールは、赤ワインのフラボノイドに勝る強い抗酸化力を持っています。

ある研究では、コーヒーを1日に5杯以上飲む人は、肝臓がんの発生率が4分の1まで低下するという結果も出ています。

私のところにいらした前立腺がんの患者さんには、毎日、豆腐を半分とトマトを2

個食べることをおすすめしていますが、これは大豆のイソフラボンとトマトのリコペンに前立腺がんの成長を抑える働きがあるためです。

大豆イソフラボンは女性ホルモン（エストロゲン）と同じような作用を有するため、前立腺がんのリスクの低下、更年期障害の改善や骨粗しょう症の予防効果があるとされています。

豆の中でも、大豆や黒豆、小豆、緑豆は強い抗酸化力を持っています。

豆類は、がんだけでなく、ほかの生活習慣病の予防になるため、積極的にとりたい食品です。

このように食品に含まれるファイトケミカルとその働きを知っておくだけで、食生活は変わってくるはずです。

残念なことに、私たち人間は、遺伝子変異を起こし、がんを発症させる原因となる「活性酸素」を体から取り除いたり、免疫力をアップさせたりするようなファイトケミカルを自分の体内で生み出すことはできません。

そこでファイトケミカルを、野菜を中心とした食品をとることで体内に取り入れることが大切です。

ファイトケミカルは、植物にとっては紫外線や害虫から自分の身を守る重要な成分です。

野菜の中でもとくに、露地栽培で作られた旬の野菜はファイトケミカルが豊富です。最近では、野菜の旬をまとめた本が出版されており、またインターネットなどを使えば簡単にそれぞれの野菜の旬を知ることができます。

このような方法で、野菜の旬を調べてみてもよいでしょう。

また、ファイトケミカルは皮や葉、種などにも多く含まれるため、野菜や果物などを丸ごと食べることも大切です。

つまり、野菜や果物などを選ぶときには、よい生育環境であることはもちろんですが、安心・安全な土地で、よい作り手が手がけた旬のものを選ぶことが重要です。

もうひとつつけ加えておくと、野菜の有効な成分は時間の経過とともに失われてしまうものです。

例えば、ホウレンソウに含まれるビタミンCは、冷蔵保存しても、冷凍保存しても、長期間、維持することはできません。

野菜を買ったら、なるべく早く調理して食べることも大切です。

ご自身で家庭菜園などをされている方は、いつでも新鮮な野菜を食べることができると思いますが、スーパーマーケットなどで購入する場合は、新しく鮮度がよい野菜を選ぶポイントを尋ねるなどして、買い物をするとよいかもしれません。

ファイトケミカルを含む野菜を積極的に日々の食卓に取り入れていただきたいと思います。

第3章

「命の野菜スープ」で体が変わった！
がんに負けない体、
健康な体を手にした体験談

肝臓がんも落ち着き、心が前向きに！「命の野菜スープ」で生きる気力が生まれた

60代／女性／主婦

健康には自信のあった私ですが、数年ぶりに受けた健康診断で、B型肝炎と肝硬変という検査結果を聞くことになり、その後、肝臓専門医の髙橋先生の元を訪ねました。先生に診察していただくと、肝臓に影があり、肝臓がんの可能性があることもわかりました。

そして、総合病院での精密検査の結果、肝臓がんを患っていることが明らかになったのです。

結果を聞いてからしばらくは、動揺と「死んでしまうのかもしれない」という不安で精神的に追いつめられてしまいました。

そんな状況のときに、髙橋先生の診察を受ける中で、「命の野菜スープ」に出会ったのです。

肝硬変も患っていた私は食事制限もあり、何を食べればよいのか悩んでいましたが、このスープを知り、これを信じて続けていこうと決めました。

肝臓のがんはラジオ波を当てることでよくなることがわかり、総合病院で治療をしました。

その後は、3カ月に一度、総合病院での検査を受け、B型肝炎の治療は髙橋先生の元で行っています。

野菜スープをとり始めたときから、野菜の本来の味わいがあり、とてもおいしいと感じています。

また、毎日の三度の食事で必ず食べています。

今では、肝臓がんの状態も落ち着き、毎月の検査では肝機能の数値には何の異常も

ありません。

スープをとるようになって、体には肝機能の数値だけではなく、さまざまな変化がありました。

ひとつは、血圧が下がったことです。

また、便通がよくなり、必ず毎日お通じがあることも大きな変化です。

さらに、特別なことはしていないのに、半年ほどの間で15kgも健康的に痩せることができました。

これには本当に驚きました。

また、先生も「以前より明るくなった」とおっしゃってくださり、このスープに出会ったことで、気持ちも前向きになり、いろいろなことにチャレンジしたいという思いを持つようにもなりました。

「命の野菜スープ」は、これからも私の人生には欠かせないものです。

肺がん手術後の体力回復に「命の野菜スープ」が力を貸してくれた！

70代／女性／主婦

東京の麻布に引っこして以来、髙橋先生にお世話になっていたのですが、ある時から、坂道をのぼると息苦しくなったり、背中や左の胸に痛みを感じたりするように。

そこで麻布医院でレントゲン検査を受けると、左の肺に影があると診断されました。

さらに髙橋先生の紹介でＰＥＴなどの検査を受けると、左の肺にがんが見つかり、ステージはⅡＡであることも判明しました。

執刀医の先生が「よくレントゲンで見つけることができた」と驚くほど、がんは動脈の奥の隠れた場所にあり、手術は予想以上の大手術となりました。

術後は２週間の入院をして、抗がん剤の治療を受けました。

しかし、本来は4回といわれていた抗がん剤の投与も、白血球が著しく減り、体調が悪くなったことで、1回だけで中止になってしまいました。


手術と抗がん剤治療で体力は落ち、食欲もありません。

そこで、娘が作ってくれた「命の野菜スープ」をまた飲み始めたのです。

体力が落ち、食欲がなくてもスープは飲むことができました。

スープを飲んだおかげか、その後は体力もみるみる回復し、思っていたよりも早い期間でこれまで通りの生活が送れるようになりました。

病院で一緒だった方の話を聞くと、退院後の体力の回復が大変だったとのことでしたが、私はそのようなことがなかったと思います。

スープは今も、朝と夜の食事の前に飲んでいます。

これまでは、なるべく具を食べるようにと心がけてきましたが、今は野菜の成分が溶け出しているスープを飲むだけでもよいと思って続けています。

肺がんの手術後は定期的に検査を受けていますが、異常は見つかっていません。

また、がんになる以前よりも元気に過ごせていると感じています。

コレステロールや血糖値もスープを飲むようになってから安定し、手術後は基準値内を保っています。

「命の野菜スープ」は、長く続けても飽きることなくとり続けられるものです。

このスープを飲むことで、体も心も元気になっていると実感しています。

肝臓、悪玉コレステロール、中性脂肪の数値が改善！「命の野菜スープ」で健康な体に！

50代／女性／トレーニングインストラクター

人に健康を指南するような職業でありながら、肝臓の数値が悪く、どうにかしないといけないと思っているときに「命の野菜スープ」を知りました。

肝臓の数値に加え、さらにひじの手術をして運動ができなくなったこともあり、体重が増えてしまうことに……。

このふたつの悩みから、本気で体を変えなければいけないと、野菜スープを食事に取り入れることにしたのです。

スープは野菜をただ煮るだけと、とてもシンプルなものですが、野菜嫌いの私でもおいしく食べることができ、まずはそれに驚きました。

また、このスープであれば、この先も続けていけると思いました。


野菜スープをとる以前は、朝食はコーヒーを1杯飲むだけでしたが、これを野菜スープに変えるといろいろな栄養もとれ、満足感がありました。

夜はまずは野菜スープをとり、その後、ところてんやサラダを食べ、炭水化物はとらないようにしました。

お酒も好きでよく飲んでいたのですが、「ワインやビールも1杯程度」と先生からアドバイスを受け、それを守るように意識しました。

このような食生活をするようになって5カ月が過ぎ、肝臓の数値や中性脂肪、悪玉コレステロールの数値が見事に改善しました。

そして、それと同時に体重も5kg減ったのです。

また、野菜スープをとるようになってからは大好きなお酒も量が減りました。

身近な野菜でできる野菜スープは、飲めば飲むほどそのおいしさを感じるようになり、1日おきに作っています。

体も軽くなりましたが、それに加えて、疲れにくくなったことも大きな変化です。

仕事上、スケジュールがハードな日もありますが、疲れを感じずに頑張れています。

作り置きのできるスープは、とても便利なもの。

これからもスープをとり続けて、健康で疲れに負けない体を維持していきたいと思います。

ぜひ、多くの方にこの「命の野菜スープ」を知っていただき、私のように元気に毎日を送っていただきたいと思っています。

本当に、先生とスープには感謝しています。

がまんやつらい思いをせずに、「命の野菜スープ」でダイエットに成功！

50代／女性／自営業

私が「命の野菜スープ」を知ったのは、知人の男性から聞いた話がきっかけでした。その話によると、「病院の食事の指導を守ると3カ月で7kgも痩せた」というのです。

調べてみると、麻布医院の〝ダイエット外来〟では運動療法や食事療法、抗肥満薬を組み合わせ、効果的でリバウンドのないダイエット方法を指導していることがわかりました。

早速、受診し、まず血液検査をしたところ、高血圧、悪玉コレステロールが基準値よりもはるかに高い脂質異常症。

先生からは、塩分と脂質を控える食事をしないと絶対痩せないと言われました。

3カ月間の禁酒、それに、野菜スープを三度の食事の最初に飲む、外食では野菜、肉・魚、炭水化物の順で食べるなど、食事の改善方法を教えていただき、ダイエットがスタートしました。


初めてスープを飲むときは「おいしくなかったらどうしよう」と思いましたが、実際飲んでみると、とてもおいしくて安心しました。

そして、スープを飲むことで満腹感が得られました。

ダイエットを始めて1週間で、まずは2kgの減量。

3週間ほどで4・2kg、5週間で5kg、そして3カ月後には、目標の6kgの減量に成功しました。

その後もリバウンドはありません。


目標の体重になれたこともうれしいですが、やはり生活習慣病に気づくことができ、健康な体を手に入れることができたことも大きな喜びでした。

朝食に野菜スープを飲むとホッとしますし、作り置きできることが主婦にとってはとても心強いものでもありました。

家族には、この野菜スープにほかの具材をプラスしてスープを作ることもでき、とても喜ばれています。

痩せたから終わりではなく、これからもずっと野菜スープをとる生活を続けて、健康を維持していきたいと思います。

第4章

がん予防だけじゃない！
あらゆる生活習慣病を遠ざける
「命の野菜スープ」の底知れぬパワー

高血圧改善！
動脈硬化、糖尿病の予防にも！
「命の野菜スープ」で
血糖値、血圧が安定！

野菜スープで血液や血管が変わる！

「健康な人の血液や血管とは？」

こう聞かれたときに、どのような状態を思い浮かべますか？

多くの人は、血流がたっぷりで血液がサラサラとスムーズに流れる様子を想像するはずです。

血液がサラサラで血の巡りがよい人に健康な方が多いことは確かです。

一方、肥満や脂質異常症などといわれる人は、血液がドロドロとしていてスムーズに流れていません。

日本人の死因の1位はがんですが、それに続く病気は、心筋梗塞や脳卒中といった血管に関係するものです。

なぜ、このような病気が起こるのか、ご存じですか？

それは血管の中に血液の塊である「血栓」が作られ、血管が詰まってしまうためです。

健康な人は血管内を血液がサラサラとよどみなく流れていきます。

しかし、食生活の乱れが続き、悪玉コレステロールが酸化されると血管の壁にコレステロールが取り込まれ、このコレステロールが「プラーク」と呼ばれる塊になります。

血管に塊（プラーク）ができると、血管は細く凹凸を持つようになり、動脈硬化も進行します。そして、このプラークが傷ついたり破れたりすると、血液の中の血小板が付着して凝集・凝固を起こし、血栓ができてしまうのです。

脳の血管に血栓ができて血液が流れなくなると脳梗塞や脳出血（両方を合わせて脳卒中といいます）が起きます。

同様に、これが心臓で起きれば心筋梗塞になるわけです。

脳卒中や心筋梗塞にならないためには、動脈硬化や血栓を予防することが重要です。

血管の老化である動脈硬化は、年齢を重ねると誰にでも起こる症状です。

しかし、高脂血症や糖尿病、高血圧、肥満などの症状があると、より悪化しやすいといわれています。

また、血栓を予防するためには、血液をいつもサラサラにしておくことが大切です。


そこで「命の野菜スープ」です。

「命の野菜スープ」には、血液をサラサラにして動脈硬化を予防する力があります。

さらに、スープを食べることで糖尿病や高血圧、肥満の改善にも効果があります。


血液をサラサラにする作用は、キャベツに含まれるファイトケミカルのイソチオシアネートと、タマネギに含まれるファイトケミカルのケルセチンが持っています。

キャベツに含まれるイソチオシアネートには、血小板の凝集・凝固を抑制して血栓の形成を防ぐ働きがあります。

タマネギには血液をサラサラにする効果があると一時話題になりましたが、タマネギに含まれるポリフェノールの一種、ケルセチンにその力があり、とくにケルセチンはタマネギの皮に多く含まれています。

さらにニンジンやカボチャに含まれるβ-カロテンやタマネギのケルセチンは、強い抗酸化力で悪玉コレステロールの酸化を防ぎ、プラークの形成や動脈硬化を予防します。

これら4つの野菜が入った「命の野菜スープ」をとることで、しなやかな血管と、血液をサラサラとしたよい状態に保つことができます。

また、私のところに来られる患者さんの多くが、「命の野菜スープ」を食べることで、減量に成功したり、血糖値や血圧が安定したりしています。

このように、「命の野菜スープ」はがんだけでなく、血管（血液）に関係する怖い疾患や不調にも作用する万能スープなのです。

塩辛さが苦手になれば、胃がんのリスクも下がり、高血圧も改善

私たちが小さい頃から食べ慣れている和食は、世界的にも健康によい食べ物であるといわれていますが、じつは塩分を多く含んでいます。

例えば、みそ汁と漬物と焼き魚。

このような朝食を食べた場合、パンとコーヒーなどの洋風の朝食よりも塩分を多く摂取しています。

しかし、私たちはそれを感じることはありません。

反対に塩分の少ない料理を食べると味気なさを感じ、おいしくないと思ってしまうのです。

しかし、知っておいていただきたいのですが、塩分を多くとることはがん発症のリ

スク、とくに胃がんの芽を生みやすくなるといわれているのです。

なぜ、胃がんになりやすいのでしょうか?
それは、塩分を多く摂取することで胃の免疫のバリア機能が低下し、胃がんの原因となるピロリ菌の攻撃を防げず、がんの芽が生まれやすくなってしまうためです。

このようなリスクを抑えるためにも、一日でも早く味覚を変えることが必要です。
とはいえ、突然、塩気の少ない食事に切り替えることは難しいですし、せっかくの食事も味気なくなってしまいます。

そこで、「命の野菜スープ」を取り入れて、味覚を変えていただきたいのです。
「命の野菜スープ」は塩などの調味料を使った味つけを一切せず、野菜から出るうま味や野菜の甘みを味わうものです。

このスープを毎日とることで薄味に慣れると、塩分が多いものを食べたい気持ちが減ってきます。

すると、日々の食事が全体的に薄味になり、意識をしなくても塩分を抑えた食生活が習慣化されるようになるのです。

つまり、これまで濃い味のラーメンなどを食べていた人でも、薄味の食事に慣れ、塩辛い濃い味のものを食べたい気持ちはなくなってきます。

「命の野菜スープ」をとることで、塩分の摂取が自然に抑えられ、胃がんのリスクを減らすだけではなく、さらに高い血圧も自然に安定してきます。

中性脂肪、糖化、
酸化ストレスを減らすから
肝臓の機能が次々と改善！

疲れを感じたり、お酒がおいしくなかったりするときは野菜スープを試す価値あり

疲れが取れない、食欲がなくて脂っぽいものを食べたくない、お酒がおいしくないなどと感じる人は、もしかすると肝臓が疲れているのかもしれません。

肝臓は一番大きな臓器で、体に必要なタンパク質を作ったり、エネルギーを蓄えたり、体の抵抗力を高めたり、解毒をしたりと、さまざまな役割をしています。

働き者の肝臓ですが、今、日本人の4人に1人が、肝臓に脂肪がたまり、フォアグラのような状態である脂肪肝になっているといわれています。

肝臓は健康な場合でも、2~3%くらいは脂肪を含んでいます。しかし、飲酒や暴食、運動不足などのさまざまな原因で、肝細胞に中性脂肪が増えすぎてしまうと脂肪肝になります。

脂肪肝はウイルス性の肝臓の病気とは異なり、肝臓の働きを大きく低下させたりす

ることがないため、ついつい放置したままにしてしまう人が数多くいらっしゃいます。
しかし、そのままにしておくことは、じつはとても危険なことです。

これまで、脂肪肝の原因は飲酒がおもなものとされてきましたが、最近増えているのは飲酒をしない人に起こる「非アルコール性脂肪肝」です。

これは、食べすぎや運動不足などの生活習慣から起こります。

そして、糖尿病や高血圧、肥満、脂質異常症のうち、ひとつでも思い当たる人は、非アルコール性脂肪肝になりやすくなるのです。

さらに非アルコール性脂肪肝に炎症が起きると、非アルコール性脂肪肝炎「NASH（ナッシュ）」になります。

ナッシュとは、肝臓が炎症を起こし、繊維化が進んでしまう病気です。

ナッシュ発症のメカニズムはいまだ解明されていませんが、「ふたつのヒット理論」が提唱されています。第1のヒットは肥満、糖尿病、高脂血症、高血圧などで、これらの病気の原因であるインスリン抵抗性が肝臓に脂肪の蓄積を起こして脂肪肝を発症します。

そして第2のヒットは脂質過酸化、サイトカイン、鉄分の過剰により発生するヒドロキシルラジカルなどによる酸化ストレスなどで、脂肪肝に炎症を起こす原因となり、ナッシュを発症するという理論です。

すなわち、非アルコール性脂肪肝に2次的なストレスが加わるとナッシュが発症するのです。また、2次的なストレスは、過労、運動不足、偏った食習慣による鉄分の過剰摂取、野菜不足、早食い・大食いなどが原因となります。

すると肝臓は繊維化していき、繊維化した肝臓は硬くなり、機能が衰えます。ナッシュになると、その中の2~3割の人が約10年ほどで肝臓がんや肝硬変へと移行してしまうのです。

このような恐ろしい症状の進行を防ぐためにも、生活習慣の改善が必要です。アルコールによる脂肪肝の場合は、飲酒をやめることである程度改善が見込めますが、非アルコール性脂肪肝やナッシュには食生活の改善が必須です。

そこで「命の野菜スープ」をおすすめします。

脂肪肝の改善には脂っこい食事を減らすとよいと思われるかもしれませんが、それ以上に気をつけたいのが糖質です。

日常的に糖質をとりすぎることで、脂肪肝になりやすいことがわかっています。

さらに食事によって急激に血糖値が上昇すると、インスリンが大量に分泌されます。インスリンは余った糖を中性脂肪として肝臓に蓄えるため、脂肪肝を予防するためには、血糖値を急上昇させないことが重要なのです。

つまり、「命の野菜スープ」を食事の最初にとり、その後、肉や魚などのタンパク質、最後にごはんなどの炭水化物の順に食べるようにすると、摂取する糖質の量を抑えることができ、また、インスリンの急激な分泌も防げます。

「命の野菜スープ」と、私のおすすめするスープファーストから始まる食事の順序のルールを食生活に取り入れれば、肝臓も元気になるのです。

「何をどんなふうに食べればいいのだろう？」と悩むことはありません。

この野菜スープを取り入れた食事をすればいいのです。

私のところに来られる患者さんの多くも、このスープで肝臓の機能が次々と改善しています。

また、「命の野菜スープ」には、肝臓の解毒酵素を増やして、有害物質や発がん物質を無毒化するファイトケミカル、イソチオシアネート（キャベツに含まれる）も入っているため、肝機能を高めてくれます。

さらに、ニンジンに含まれるα‐カロテン、ニンジンとカボチャに含まれるβ‐カロテン、そしてカボチャに含まれるビタミンEには肝障害の原因になるヒドロキシルラジカルを強力に消去する抗酸化力があり、キャベツとカボチャのビタミンCも酸化ストレスを予防します。

肝臓に不安を感じている人、肝臓を元気にしたい人はぜひ、「命の野菜スープ」を今日からとり始めましょう。健康診断で脂肪肝を指摘されてしまった方は、このスープを毎日とり続けることで、きっと数値にも変化が出てくると思います。

働き者の肝臓を毎日の野菜スープで、きちんといたわってあげてください。

目のかゆみ、
鼻づまり、
体のだるさ、
あらゆるアレルギーにも
効果的！

日本人の多くが悩むアレルギーにもスープパワーが効く

花粉が飛ぶ季節なると、毎日がつらいと感じる人が多いと思います。

くしゃみや鼻水、鼻づまり。

さらには、目のかゆみや充血、涙目などの症状に悩む人もいるでしょう。

また、これ以外にも、体がだるくなったり、熱っぽくなったり、さらには体にかゆみを感じたり、集中力が低下してしまう場合もあるのではないでしょうか。

花粉症は日本人の国民病といってもおかしくないほど患者数が増え、さらに、アレルギー性鼻炎やアトピー性皮膚炎などのアレルギー症状に悩む人も年齢を問わずたくさんいます。

薬に頼ることなく、アレルギーのつらい症状から解放される方法を知りたいと、多くの人が思っているはずです。

これらのアレルギー症状は、なぜ起こってしまうのでしょう？

アレルギーが起こるしくみは、次のようなものです。

私たちの体には、ウイルスなどの異物が侵入してくると、体内に「抗体」などを作り異物をやっつける「免疫」というシステムが備わっています。

しかし、この免疫のシステムがバランスを崩してしまうと、体に害を与えないものであっても「自分ではないもの」に過剰に反応し、攻撃をしすぎてしまうことがあります。

この過剰な攻撃状態が、花粉症やアトピー性皮膚炎などのアレルギー疾患です。

さらに攻撃力が強くなりすぎて、自分自身に過剰に反応してしまうことで起こるものが、関節リウマチや膠原《こうげん》病などの自己免疫疾患と呼ばれる炎症性疾患なのです。

関節リウマチは、手足の関節に腫れや痛みが起こり、さらに進行すると、関節の変形へとつながる病気です。

日本では、30歳以上の人の約1％が関節リウマチにかかり、男性よりも女性が多く、その比率は男性の約3倍ともいわれています。

年齢に関係なく発症しますが、多くは30〜50代です。

膠原病は、さまざまな臓器に慢性的な炎症が起こる病気です。

この病気は症状が多彩なため、健康なように見えても、じつはとてもつらい思いをしている方が多いのです。

そして、できるだけ普通の生活ができることを目標に、日々を過ごしている方がたくさんいらっしゃいます。


野菜に含まれるファイトケミカルの中には、アレルギーを抑える「抗アレルギー作用」や炎症を抑える「抗炎症作用」を持っているものがあります。

例えば、ショウガに含まれるジンゲロール、ピーマンに含まれるルテオリン、クランベリーに含まれるプロアントシアニジンなどです。

なかでも、「命の野菜スープ」に入っているタマネギは、ヨーロッパでは「花粉症の薬」といわれるほど、アレルギーや炎症を抑える力がある野菜だとされています。

少しタマネギの話をしますと、タマネギは、中近東やインド、ヨーロッパで、古くから食事に取り入れられているものでした。

古代のエジプトでは、ピラミッド造りをしていた人たちがスタミナをつけるためにタマネギを食べていたという記録が残されているそうです。

このように、昔から重宝されてきた野菜がタマネギなのです。

タマネギに含まれるケルセチンには、アレルギーを引き起こす要因となる「ＩｇＥ抗体」の産生を抑える力があります。

また、関節リウマチなどの高度な炎症を引き起こしている病気と関係の深い「サイトカイン」の過剰な産生を抑える力もあります。

アレルギーに悩んでいる人は、タマネギの有効成分を含んだ「命の野菜スープ」をとることで、薬に頼るのだけでなく、アレルギーとうまくつきあっていけるようになるでしょう。

ひとつ、有益な情報をプラスしておきましょう。

タマネギに含まれるケルセチンは、皮に多く含まれています。

そこで、野菜スープを作るときに、手間でなければ、タマネギの皮を一緒に入れて煮てもよいでしょう。

タマネギの皮をニンジンの切れ端やカボチャの種などと一緒に水洗いをし、お茶の葉を入れる袋などにこれらを入れて、野菜と一緒に鍋で煮てください。

「命の野菜スープ」で
腸を健康に！
体を内側から若返らせていく

便秘も解消！　腸から健康になっていく

トイレに入ると数十分は座ったまま、スッキリ感もない……。

便秘で悩んでいる女性は多いようですが、若いときから慢性的に便秘だという人もいれば、歳を重ねてからホルモンの変化などで便秘がちになった人もいるでしょう。

ひとことで便秘といっても、さまざまなタイプがあります。

便秘は、機能性便秘と器質性便秘に分類できます。

機能性便秘のひとつである弛緩性便秘は、腸管が緩んで、腸の蠕動《ぜんどう》運動がきちんと行われないために起こります。

この便秘は、長い間、便が大腸に滞るため、便の水分がなくなってしまうもので、女性や高齢の方に多く見られる便秘です。

次も機能性便秘のひとつであるけいれん性便秘です。

これは、自律神経が乱れ、腸の蠕動運動がうまくいかなくなり、便の通りが悪くなって起こります。

便がうさぎのフンのように丸くコロコロとしたものになります。

機能性便秘の3つ目が、直腸性便秘です。

これは、便が大腸を過ぎて直腸まで達しても、便意が起こらずに、便が停滞してしまうもので、高齢者や便意をがまんしてしまう人に見られます。

最後に、器質性便秘は、腸に疾患があって起こる便秘です。

腫瘍などのために腸管が狭くなっていたり、先天的な異常が原因で起こるものです。

便秘になると、お腹が張ったり、ガスが出たりという不調はもちろんですが、肌荒れや食欲不振になることもあり、毎日をはつらつと過ごすことができません。

また、便秘の人は太りやすい傾向にあり、さらに腸内環境が悪いことで腸内に悪玉菌が増え、大腸がんを発症する危険も高まってしまいます。

そこで、便秘に悩んでいる人にも食べていただきたいのが「命の野菜スープ」です。

スープには、さまざまなファイトケミカルが入っていますが、便秘に効果のある食物繊維ももちろんたくさん含まれています。

食物繊維には2種類あります。

ひとつは水溶性食物繊維です。

これは、水に溶ける食物繊維で保水性や粘性があります。

水溶性食物繊維をとると、腸内の善玉菌が増え、腸内環境がよくなります。

もうひとつは不溶性食物繊維です。

こちらは水に溶けない食物繊維で、腸内で水分を吸収する力が高く、水分を吸収すると便のカサ（量）が増し、排便を促す蠕動運動が起こりやすくなります。

「命の野菜スープ」には、これら両方の食物繊維が入っています。

キャベツやタマネギには水溶性食物繊維が含まれ、ニンジンやカボチャには便のカサを増やす不溶性食物繊維が含まれています。

「命の野菜スープ」を食べることで、1日に必要な量の約半分の食物繊維をとること

ができるのです。

日本人の食物繊維の目標摂取量は、成人男性で1日あたり20g以上、成人女性は18g以上とされています。

しかし、食生活が変化し、野菜の摂取量が減っていることから、多くの人が目標摂取量を達成できていません。

昔は、ニンジンやゴボウなどの、食物繊維を含むさまざまな野菜を入れた具だくさんのみそ汁が朝から食卓に並んでいました。

しかし、現在、朝からそのようなみそ汁を食べている人はひと握りだと思います。時間がないなどの理由で、朝はトースト1枚、コーヒー1杯、という人も珍しくないはずです。

食物繊維のサプリメントなどもありますが、食事を通して食物繊維をとることが大切です。

毎日、野菜スープを食べましょう。

お通じは、健康状態をはかる目安のひとつです。力むことなく、すっきりとしたお通じのために、野菜スープが活躍してくれることは間違いありません。

また、便秘改善には食生活とあわせて、睡眠を十分にとったり、運動したりするなど、生活習慣全体の見直しをしていきましょう。

どんなダイエットより効果的！
「命の野菜スープ」なら
理想的な体形が維持できる！

太らないためには、スープで血糖値を上げないように心がける

40代も半ばを過ぎると、鏡を見て自分のスタイルの変化に唖然《あぜん》としたり、昨年まで着ていたものが着られずショックを受けることもあると思います。

若い頃と変わらない姿でいたい気持ちは性別・年齢問わず、誰もが持っている願いではないでしょうか。

しかし、若い頃と同じような生活や食事を続けているうちに太ってしまったという人は、きっと多いはずです。

食事によって太る原因はふたつあります。

それは、「カロリー」と「糖質」です。

まずは、摂取カロリーと消費カロリーのバランスです。

食事の摂取カロリーが日常生活の活動や運動による消費カロリーを上回ると、その余剰分は、脂肪として体に蓄えられて太ります。

太ってしまうと、消費カロリーを増やすために運動を始める人がいますが、体を動かして消費カロリーを増やすことは正直、想像以上に難しいものです。

そこで、運動よりも簡単ですぐにできる、食事を調整した摂取カロリーを減らすダイエットに多くの人がチャレンジします。


これまでのダイエットでは、この「カロリー」が長年のキーワードでした。

しかし、近頃注目され、太る原因として忘れてはならないものが「糖質」です。

「低糖質ダイエット」という言葉を聞いたことがある人も多いでしょう。


糖質は私たちの体の中に入るとブドウ糖となり、血液の中のブドウ糖は「血糖」と呼ばれます。

ごはんや麺類、パンなどを食べると血糖値が上がりますが、それを下げるためにすい臓からインスリンが分泌されます。

このインスリンが曲者《くせもの》です。

インスリンは肝臓や脂肪組織でブドウ糖から脂肪酸を合成し、脂肪に変える作用があり、別名「肥満ホルモン」と呼ばれています。

糖質を多くとると、この肥満ホルモン（インスリン）がたくさん出ることで太りやすくなるのです。

そこで、「命の野菜スープ」の登場です。

カロリーと糖質を野菜スープでうまく調整していくのです。

おそらくみなさんは、ふだん食事をするときにごはんやパンなどの炭水化物をおかずと合わせて早めに口にしていると思います。

しかし、これではすぐに血糖値が上がり、肥満ホルモンのインスリンが分泌されてしまいます。

そして、糖が脂肪へと変わり、余分な脂肪が体に蓄積されます。

太りたくなければ、スープを食事の最初に必ず食べていただきたいのです。

野菜が入ったスープを先に食べると満腹感が得られ、そのあとの食事の量が自然と減ります。

これで太る原因のひとつ、摂取カロリーが減少します。

また、スープに入っているキャベツ、タマネギには、水溶性の食物繊維がたくさん含まれています。

この水溶性の食物繊維には、腸からの糖質の吸収を抑える作用があります。

スープを先に食べることで、あとから入ってくる糖質の吸収が抑えられ、血糖値の上昇が緩やかになります。

血糖値が急激に上がらなければ、インスリンの分泌も抑えられ、余計な脂肪を体に蓄えることはないのです。

極端な食事制限をするダイエットは長続きしませんし、不健康な方法です。短期間で成果が見られたとしても、そのあとも継続していくことは難しく、リバウンドも起こりやすいのです。

無理やがまんをせずに、野菜スープを食べて健康的に理想の体を手に入れましょう。私もこのスープでスリムになりましたが、私の医院のダイエット外来に来られる方の多くが、このスープを毎日食べる方法で無理なくダイエットに成功し、リバウンドすることなく健康に過ごされています。

老化の原因は体の酸化！
ファイトケミカルで
活性酸素を除去し、
体のサビを取る！

いつまでも若々しい体を保つためにはやっぱりスープがいい！

みなさんが生活の中で「歳を取ったな」と感じられるのはどんなときですか？疲れやすくなって朝起きられなかったり、物忘れをするようになったり、老眼で近くの文字が見えづらくなったり……。

人それぞれ、老化を感じることは違うかもしれませんが、いつまでも若く、元気でいたい気持ちは誰もが持っているものです。

老化を起こしている原因は、体の酸化（サビ）です。

活性酸素によって体が酸化することで、体のあちこちに老化が起きてしまいます。

これまでに活性酸素がもたらす体への悪影響はお話ししてきましたが、老化の原因も活性酸素にあるのです。

活性酸素によって起こる老化には、次のようなものがあります。

肌ではシミやシワ、くすみ、目では白内障や加齢黄斑変性症、髪の毛では白髪、脳では記憶力や思考力の低下です。

血管の老化では動脈硬化が起こります。

活性酸素は、がんや糖尿病、脂質異常症などの病気のリスクを高めますが、このようにさまざまな老化とも大きく関わるやっかいな物質なのです。

活性酸素がもたらす老化をどうやって防げばよいのかと、不安になられるかもしれませんが、ご心配はいりません。

中高年のみなさん、老化予防のためにもファイトケミカルの力をぜひ借りてください。

「命の野菜スープ」には、抗酸化作用のあるファイトケミカルがたくさん含まれているため、**体のサビを予防してくれます。**

タマネギに含まれるイソアリインやケルセチン、ニンジンに含まれるα-カロテン、ニンジン・カボチャに含まれるβ-カロテンには抗酸化作用があり、サビを防ぐ力があります。

また、カボチャに含まれるビタミンE、キャベツやカボチャに含まれるビタミンCにも同様の力があります。

わかりやすい例を挙げると、「命の野菜スープ」をとることによって、例えば血管の老化である動脈硬化の予防ができます。

また、ビタミンCが含まれることで、シミやシワを予防し、美容の面でもアンチエイジングが期待できるのです。

見た目が若々しいだけでは、老化防止にはなりません。

人にも自分にも見えませんが、体の中からサビを防ぐことが、本当の意味での老化防止です。

美容グッズで美しさを維持することもいいですが、それ以上に体内から老化を防いで健康を維持することは大きな価値があると思います。


より具体的に老化を防いでいきたいと思われる方は、スープ以外にも意識してファイトケミカルをとるよう心がけるとよいでしょう。

脳の老化には、イチゴのフィセチン、紅茶のテアフラビン、赤ワインのレスベラトロール、玄米やコーヒーのフェルラ酸が効果があります。

目の老化には、ブルーベリーのアントシアニン、ホウレンソウのルテイン、トウモロコシのゼアキサンチンが有効です。

また、骨粗しょう症など骨の老化が心配な人は、大豆のイソフラボンやお茶やブロッコリーのケンペロールがよいでしょう。

ご自分の体の様子を見て、スープとあわせて積極的にファイトケミカルを含む食品をとっていきましょう。

趣味でコーヒーや赤ワインを飲まれる方もいらっしゃると思いますが、ご自身が楽しみながら続けられるものを取り入れるのもひとつの方法です。

スープもそうですが、無理なく、長く継続できる、ご自分に合ったやり方でファイトケミカルとつきあっていってください。

そして、いつまでも若々しく、健康な人でいましょう。

第5章

これが決定版！
がんを予防し、
健康に過ごすための生活習慣！

低カロリー・
低インスリン食で
早食い・大食いをしない

スープでインスリンとカロリーをうまく調整！

ごはんやパン、麺などの糖質をたくさんとるとインスリンが多量に分泌され、過剰に分泌されたインスリンは、がんの成長因子となり、がんの芽を成長させてしまいます。

そこで、食事のときに気をつけたいのが、血糖値のコントロールです。

急激に血糖値を上げないように、食事の順番を、

スープ
⬅
野菜
⬅
タンパク質（肉や魚）

⬅糖質（ごはん・パン・麺など）

の順番でとりましょう。

また、低インスリン食（GI値の低い食べ物）をとると血糖値の上がり方も緩やかになります。

例えば、同じ主食でも、そばやパスタなどの麺類はごはんやパンに比べてGI値が低いのです。

また、玄米や全粒粉のパンは精白米や精白粉のパンよりもGI値が低くなります。

また、カロリーの多い食事は肥満につながり、がんのリスクを高めるので、糖質とあわせて脂質の摂取量にも気をつけて食事をしてください。

太っている人の多くは、たくさん食べることはもちろんですが、あまり食べ物をかんでいません。

このような食べ方では、満腹になるまでにたくさんの量を食べてしまいます。

逆に、よくかんで食べると、時間もかかりますし、食事誘発性熱産生が高まり、代謝がアップします。

食べるもの、食べ方に注意して食事をすることで、がんの予防や健康維持につながります。

健康を維持するために、
ファイトケミカルを
積極的にとる

ファイトケミカルを味方にできれば、健康を維持する力もアップ！

この本でファイトケミカルの力については、たくさんお話ししてきましたので、ここで詳細は省きますが、ファイトケミカルはがん予防・健康維持には欠かせないものです。

これまでの説明に加えて、ひとつだけもう一度、お話ししておきたいことがあります。

それは、ファイトケミカルは、**私たち人間には自分の体の中では作ることができないものだ**ということです。

ファイトケミカルは、植物が作る天然の機能性成分です。

紫外線によって発生する活性酸素や害虫などの危害から、植物が自分の身を守るために作り出すものなのです。

ですから、私たち人間は、植物や果物などに含まれるファイトケミカルを食を通して体に取り入れることが必要なのです。

「命の野菜スープ」を食べたり飲んだりすることで、ファイトケミカルをとることはできますが、スープに入っているもの以外の多くの野菜や果物にも、まだまだたくさんのファイトケミカルは含まれています。

ファイトケミカルの約9割は野菜や果物などの植物性の食品に含まれ、その数は1万種類以上といわれています。

現在見つかっているものは数千種類だとされているため、まだまだ体によいものが私たちの周りにはたくさんあるということです。例えば、私たちの目を楽しませてくれる野菜や果物のカラフルな色はファイトケミカルによるものです。

さらに、野菜や果物が持つ、さまざまな香り、辛みや苦みといった味もファイトケミカルによるものです。

難しく考えずに、目で見ていいなと思ったもの、香りをかいで食欲を感じたものを食べるというように、気軽にファイトケミカルを取り入れてください。

真っ赤なトマト、いきいきとした緑のピーマンやホウレンソウ。

ファイトケミカルは私たちの身近にあります。

手の届くところに、こんなにすばらしいものがあるのです。

「これだけ食べていれば安心」ではなく、いろいろな野菜や果物を毎日食べるよう心がけましょう。

定期的に
適度な運動で汗をかく

無理のない範囲で汗ばむくらいの運動を

「運動の話になると耳が痛い」という人は多いと思います。

若い頃はスポーツをやっていても、たいていの人がいつの間にか体を動かすこととはほど遠い生活を送ってしまっているはずです。

しかし、それではいけません。

今日からは適度な運動で汗をかくようにしていきましょう。

理由は、適度な運動で汗をかくことで、水分と一緒に塩分や鉄分も体の外へと排出されるためです。

つまり、がんのリスクになる物質が汗をかくことでデトックスされるのです。

実際に、定期的な運動ががんのリスクを下げるという研究結果も出ています。

しかし、ひとつ気をつけていただきたいことがあります。それは、運動のやり方です。

適度な運動と言いましたが、激しすぎる運動は逆にがんのリスクとなります。

激しい運動をすることで過剰な活性酸素が体内で発生し、これががんの発症へとつながる恐れがあります。

プロのスポーツ選手などでがんを発症してしまう方がいますが、長年のハードな運動が影響を与えている可能性も考えられるのです。

健康を手に入れようと頑張りすぎてしまい、逆によい結果が伴わなければ、何の意味もありません。

体に大きな負荷をかける運動ではなく、ストレッチやウォーキング、ジョギングなどの軽い運動を行うようにしましょう。

ひざなどに痛みのある方は、ジョギングやウォーキングで症状を悪化させる危険もありますので、ご自分のできる範囲の運動で構いません。ストレッチを行うだけでも、うっすらと汗ばみますし、長年運動をしてこなかった方は、最初から高いハードルを設けない方がよいでしょう。ストレッチで体を動かすことに少しずつ慣れたところで、ジョギングなどを始めた方が安心です。

運動時に水分をとることで汗の量も増えます。

水分をとるときは、まとめてではなく、こまめに何回かに分けてとるようにしてください。

鉄分を過剰に摂取しない

気づかない間に体をさびさせる鉄分に要注意！

お酒のつまみにレバーや赤身の肉、マグロなどの赤身の魚を食べている男性は多いでしょう。

また、女性の中には貧血気味だからと、このような食品を意識してとるようにしている人もいると思います。

さて、みなさんはこのような意識をした食事がＮＧな理由がわかりますか？

じつは、これは危険なのです。

なぜ危険なのかというと、鉄分をとりすぎてしまうためです。

鉄分は体に必要なミネラルですが、過剰に摂取することでがんの発症や老化の要因になることがわかっています。

鉄は空気にさらされると、空気中の酸素と結びついて次第にさびていきます。

この現象を酸化といいます。

同じように、鉄分は私たちの体をさびつかさせる原因になっているのです。

これをフェントン反応といいますが、体内の余分な鉄が活性酸素（ヒドロキシルラジカル）を発生させ、ＤＮＡを酸化させることでがんが引き起こされたり、脳細胞や肝細胞を傷つけたり、いろいろな病気の引き金となる酸化ストレスの原因になってしまうのです。


２０１６年の日本人の女性の寿命は87・14歳、それに対して男性は80・98歳。

男女ともに世界では2位ですが、男女の差が6歳ほどあいているのも事実です。

日本だけでなく、世界的に見ても、女性の方が男性よりも平均寿命が長い傾向にあります。


この理由が「鉄」にあることが最近わかってきました。

女性は更年期を迎えるまでは月経があり、血中にある鉄分を定期的に体外に排出しています。

そのため、体が受ける鉄分の有害作用も少ないのです。

体内にある鉄分の量が、寿命の差を生んでいるひとつの要因と考えられます。

鉄分はたくさんとった方がいいと思うかもしれませんが、それは間違いです。

鉄分のとりすぎは老化や病気のもとになります。

体を酸化させないためにも、鉄分の含有量の少ない食品、多い食品を見分けて、食生活を見直してみてください。

デトックスを促すために
水分をきちんととる

水は健康のためにも欠かせない とても大切なもの

ダイエットの本には「水をたくさん飲みましょう」と書かれていますが、美容だけでなく、健康のためにも水分補給はとても大切です。

みなさんは1日にどれくらい水分をとっていますか？

夏は暑く、のどの渇きも感じるため、水分をこまめにとる人が多いと思います。

しかし、季節を問わず、**1日に1・5ℓくらい**の水分補給をしていただきたいのです。

水分補給が必要な理由は「デトックス」と関係しています。

尿や汗、便がスムーズに排出されると、発がん物質も体の外へ出やすくなります。

しかし、体内の水分が不足してしまうと、脱水状態にならないために体の外に尿や汗や便を排泄《はいせつ》させないようにします。

これでは害のある物質も体内にとどまってしまいます。


そこで、これらがスムーズに体の外へ出ていくためにも、のどが渇く前に意識的に水分を補給しましょう。

「のどが渇いたな」と思ったときには、すでに体は脱水状態です。

のどの渇きを潤すためにも水をがぶ飲みするのではなく、こまめな水分補給を意識しましょう。


「何を飲むといいですか?」と質問されることがありますが、ミネラルウォーターをおすすめします。

スポーツドリンクは糖質が多く含まれているため、飲んだあとに血糖値が上がってしまい、がんの成長を促進させるインスリンが出やすくなってしまいます。

これでは健康のために水分をとる意味がありません。

カフェインが含まれている緑茶や紅茶などは利尿作用が強く、尿が多く排泄され、脱水状態になってしまうため、おすすめできません。


水分補給は心筋梗塞や脳梗塞の予防にも有効です。


お聞きになったことがあるかと思いますが、寝ている間に私たちの体からは約コップ1杯の水分が失われています。

これによって、体内を流れる血液は濃くなり、ドロドロとして血栓ができやすくなってしまいます。

昼間の水分補給も重要ですが、夜、布団に入る前にコップ1杯の水を飲んでから休むようにしましょう。

就寝前に飲むコップ1杯の水は「命の水」と思ってください。

ストレスを遠ざけ、
感動・感激する生活を
心がける

毎日、はつらつと生きることが健康な体と心をつくる！

みなさんは、毎日、楽しんでいますか？

「突然そんなことを聞かれても……」と思われるかもしれませんが、元気でいるためには、食べ物に注意したり、運動をしたりするだけでなく、**毎日を機嫌よく過ごすこと**も、じつはとても重要です。

ストレスがある生活を送っていると、体調に変化が見られることがあります。

例えば、血圧が上昇したり、頭痛が起きたり、疲労感があったりという不調につながります。

また、「気持ちが沈む」「不安になる」などの心の不調を引き起こすこともあります。

日本の国立がん研究センターによると、自覚的にストレスレベルが高い人は、がんの罹患リスクが高くなるという発表がされています。

健康のためには、できるだけストレスをためない生活を送りましょう。

毎日を穏やかに過ごすことも大切ですが、感動体験をすることもストレス発散につながります。

感動できるような体験は、遠くへ旅行に行くなど、お金や時間をかけないとできないと思う方もいらっしゃるでしょう。

そんなことはありません。

毎日の生活の中でも、感動するような体験はできます。

おいしいものを作って食べたり、好きな本を読んだり、映画を見てドキドキしたり、スポーツで満足いくような結果を出したり……。

ストレスを取り去ることができる体験は私たちの周囲にたくさんあるのです。

好きなことや趣味を持って、毎日をいきいきと過ごすことで、感動はいつでもどこでも体験できます。

生き甲斐《がい》を持って、笑顔でストレスのない毎日を送りましょう。

振り返ってみると、青春時代、みなさんは多くのことに感動していませんでしたか？

たわいもないことに笑い、ドキドキ・ワクワクし、毎日を過ごしていたことと思います。

今もそのような気持ちを持って日々を過ごせば、健康でいられるはずです。

ひとりで好きなことをするのも楽しいかもしれませんが、気の合う仲間と一緒に過ごすこともストレス発散や感動体験につながります。

最近外に出ていないと感じている人、家族以外の人とほとんど会話をした記憶がないという人は、思い切って人の輪の中に飛び込んでいくのもいいでしょう。

みなさんの行動ひとつ、気持ちひとつで、毎日は変わってくるはずです。

おわりに

日本人の死因のトップは、がんです。

国立がん研究センターの調査によると、2016年にがんで命を落とした人は37万2986人にものぼります。

これだけ医学が進歩しても、毎年多くの人ががんで亡くなっています。

とても悲しいことですが、これが今の日本の現実なのです。

そこでみなさんには、がんを含めて、さまざまな病気を予防する意識を持っていただきたいと思い、私が長年の研究を経て考案した「命の野菜スープ」をご紹介しました。

がんの予防には日々の生活、とくに食生活がとても重要です。

何をどのように食べるかで、健康を維持できるか否かが決まるといっても過言ではありません。

それほどまでに食生活は「生きる」ことと深く結びついています。

がん患者さんのご家族の悩みをきっかけとして生まれた「命の野菜スープ」は、がんをはじめ、糖尿病や高血圧、脂質異常症などのさまざまな病気の予防や改善につながる万能スープです。

いつでも、どこでも手に入る4つの野菜（キャベツ、ニンジン、タマネギ、カボチャ）を水で煮込むだけでできるシンプルなもので、スープには、がんに有効な成分、ファイトケミカルがふんだんに含まれています。

このスープには、がん患者さんの免疫力をアップする力もあります。

今の時代、誰でもがんを患う可能性があります。

これは、うそでも脅しでもありません。

がんになってから何かをするのではなく、がんにならないためにぜひ、予防をしてください。

ライフスタイルや食生活が変わり、今、日本人は野菜をあまり食べなくなってしまっています。

野菜（植物）には、私たち人間（動物）が作り出すことができない、ファイトケミカルがたくさん含まれています。

毎日、たくさんの野菜をとることは難しいですが、この「命の野菜スープ」を食べれば、ファイトケミカルだけでなく、食物繊維やビタミンも充分にとれるようになっています。

忙しくてなかなか食生活を気にかけることができない人でも、このスープをとるだけなら、毎日簡単にできるはずです。

また、「命の野菜スープ」に加え、5章ではがんを予防し、健康に過ごせる6つのルールをご紹介しました。

低カロリーで低インスリン食をゆっくりと腹八分目にとり、鉄分を控え、水分をきちんととる。

さらに適度な運動で汗をかき、ストレスをためないようにする。

このようなことを意識するだけで、がんになるリスクを減らすことができ、健康を維持することができます。

「命の野菜スープ」を食べることで、みなさんの体調や健康診断の結果がよくなれば、これほどうれしいことはありません。

がんやその他の病気に負けない体づくりのために、「命の野菜スープ」を今日から始めていただけたら幸いです。

髙橋　弘

がんの名医が考案!

がんに打ち勝つ「命の野菜スープ」

発行日　2018年11月29日　第1刷
発行日　2019年2月21日　第3刷

著者　　　　　　髙橋 弘

本書プロジェクトチーム
企画・編集統括	柿内尚文
編集担当	栗田亘
デザイン	轡田昭彦＋坪井朋子
編集協力	井上幸
校正	荒井順子
写真	牛込美希
料理制作	伊藤美枝子
営業統括	丸山敏生
営業担当	石井耕平
営業	増尾友裕、池田孝一郎、熊切絵理、大原桂子、矢部愛、綱脇愛、寺内未来子、櫻井恵子、吉村寿美子、矢橋寛子、遠藤真知子、森田真紀、大村かおり、高垣真美、高垣知子、柏原由美、菊山清佳
プロモーション	山田美恵、浦野稚加、林屋成一郎
編集	小林英史、舘瑞恵、村上芳子、大住兼正、堀田孝之、菊地貴広、千田真由、生越こずえ
講演・マネジメント事業	斎藤和佳、高間裕子、志水公美
メディア開発	池田剛、中山景、中村悟志、小野結理
マネジメント	坂下毅
発行人	高橋克佳

発行所　株式会社アスコム

〒105-0003
東京都港区西新橋2-23-1　3東洋海事ビル
編集部　TEL：03-5425-6627
営業部　TEL：03-5425-6626　FAX：03-5425-6770

印刷・製本　株式会社光邦

ⒸHiroshi Takahashi　株式会社アスコム
Printed in Japan ISBN 978-4-7762-1009-2

本書は著作権上の保護を受けています。本書の一部あるいは全部について、
株式会社アスコムから文書による許諾を得ずに、いかなる方法によっても
無断で複写することは禁じられています。

落丁本、乱丁本は、お手数ですが小社営業部までお送りください。
送料小社負担によりお取り替えいたします。定価はカバーに表示しています。